María Elisa Sarmiento de Cannata
Nancy Roxana Vera
Silvia Nelina González

# FARMECOVIGILANCIA

**María Elisa Sarmiento de Cannata**
**Nancy Roxana Vera**
**Silvia Nelina González**

# FARMECOVIGILANCIA

## Medicina Ecológica en la cadena del medicamento

**Editorial Académica Española**

**Imprint**

Any brand names and product names mentioned in this book are subject to trademark, brand or patent protection and are trademarks or registered trademarks of their respective holders. The use of brand names, product names, common names, trade names, product descriptions etc. even without a particular marking in this work is in no way to be construed to mean that such names may be regarded as unrestricted in respect of trademark and brand protection legislation and could thus be used by anyone.

Cover image: www.ingimage.com

Publisher:
Editorial Académica Española
is a trademark of
Dodo Books Indian Ocean Ltd. and OmniScriptum S.R.L publishing group

120 High Road, East Finchley, London, N2 9ED, United Kingdom
Str. Armeneasca 28/1, office 1, Chisinau MD-2012, Republic of Moldova, Europe
Printed at: see last page
**ISBN: 978-613-9-40470-4**

# FARM**ECO**VIGILANCIA

## Medicina Ecológica en la cadena del medicamento

María Elisa Sarmiento de Cannata

Nancy R. Vera

Silvia N. González

**Agradecimiento**

*Agradezco a Dios la oportunidad que me brindó de elaborar esta tesis, como un aporte a la institución educativa universitaria donde fui alumna y fui docente; a mi esposo compañero de vida y de proyectos, a Pipe por su ilustración que representa mi trabajo y a los profesionales que me acompañaron en esta aventura científica.*

# Índice

# Índice de Tablas

## Índice de Figuras

**Listado de acrónimos**

IFA: Ingredientes Farmacéuticos Activos

COP-s : Contaminantes Orgánicos Persistentes

CE-s: Contaminantes Emergentes

PPCPs: Fármacos y Productos de Cuidado Personal

IRA: Índice de Riesgo Ambiental

UAM: Universidad Autónoma de Madrid.

UE: Unión Europea.

EDAR-S: Estaciones Depuradoras de Aguas Residuales

CIBICI: Centro de investigaciones en Bioquímica Clínica e Inmunología.

IDEA: Instituto de diversidad y ecología animal.

ICYTAC: Instituto de Ciencia y Tecnología de Alimentos.

EPAL: Empresa Portuguesa das Aguas Lives S.A.

CPT: Compuesto Tóxico Persistente.

AQA: Agentes Químicos Ambientales

**Resumen**

El medicamento usado por una población urbana con diferentes fines, entre ellos el terapéutico, se transforma en un contaminante al ingresar a un ecosistema natural, altera su equilibrio, afecta su salud y convierte un medio ambiente proveedor de recursos naturales (agua y alimentos de origen vegetal y animal) en un peligro para la salud humana. En este trabajo se inicia el estudio de Farm**eco**vigilancia en la Cuenca Hidrográfica Salí Dulce, con la detección de modificaciones en el estado de salud de este eco-sistema que pone en peligro la biodiversidad, la sustentabilidad y la salud humana; para ir posteriormente en busca de la presencia de moléculas orgánicas no biodegradables como potenciales ingredientes farmacéuticos activos (IFA).

Las técnicas estándares empleadas cuali y cuatitativamente, así como las técnicas complementarias espectroscopia infrarroja con transformada de Fourier y espectrometría atómica con alta sensibilidad de detección, fueron de utilidad para la construcción de un conocimiento primero analítico y luego holístico del ecosistema delimitado. Detectar una autodepuración alterada en el ecosistema hídrico, más la presencia de moléculas orgánicas desplazándose en el agua de la Cuenca, indican la pérdida de la capacidad de liberarse de ellas que tiene el sistema; esto justifica la necesidad de continuar el estudio ambiental, con el propósito de identificar las moléculas biológicamente activas y establecer su concentración.

Nuestros hallazgos muestran la necesidad de las actividades de farm**eco**vigilancia en la Cuenca en estudio, asociada a estrategias educativas relacionadas con el uso de los medicamentos en cada momento de su ciclo de vida que transcurre en gran parte en la estructura social conocida como Cadena del Medicamento. Es necesario involucrar a los actores de la Cadena del Medicamento, para un uso eficiente en cada eslabón de la cadena, lo que requiere de responsabilidad y prudencia. La Farmecovigilancia se transforma en una herramienta útil para la Medicina

Ecológica, que al cuidar la salud del medio ambiente cuida la salud de la población, expuesta en forma crónica e inadvertida a moléculas biológicamente activas.

**Palabras Claves:** Cuenca Hidrográfica Salí Dulce; Medicina ecológica; Ingrediente farmacológicamente activo

**Abstract**

The drugs used by urban populations for different purposes, including therapeutic ones, become pollutants when they enter a natural ecosystem by altering its balance, affecting its health and converting an environment that provides natural resources (water and food of plant and animal origin) into a hazard to human health.

In this work Pharm-ecovigilance in the Salí Dulce Hydrographic Basin begins, with the detection and study of changes that may endanger the biodiversity, sustainability and human health of this eco-system. Then it goes on with the search for non-biodegradable organic molecules that may be potential active pharmaceutical ingredients (API).

Standard and complementary techniques used quantitatively and qualitatively, such as the Fourier transform infrared spectroscopy and atomic spectrometry, with high detection sensitivity, were useful to achieve analytical and holistic knowledge of the ecosystem under study.

The detection of altered self-purification in the water ecosystem and the presence of organic molecules in the water of the Basin, indicate loss of ability of the system to get rid of them. Hence, an environmental study to identify biologically active molecules and establish their concentration is thus totally justified.

Our findings show the need for pharm-ecovigilance activities in the Basin under study, associated with educational strategies related to the use of drugs at each moment of their life cycle, which largely takes place in the social structure known as the Drug Chain.

In order to achieve an efficient use of each link of the Drug Chain it is necessary to involve all its actors with responsibility and prudence. Thus, pharm-ecovigilance becomes a useful tool for Ecological Medicine by taking care of the health of the environment which in turn affects the health of the population chronically and inadvertently exposed to biologically active molecules.

**Keywords:** Salí Dulce Hydrographic Basin; Ecological medicine; pharmacologically active ingredient

# Capítulo 1

# Contaminantes químicos de agua dulce

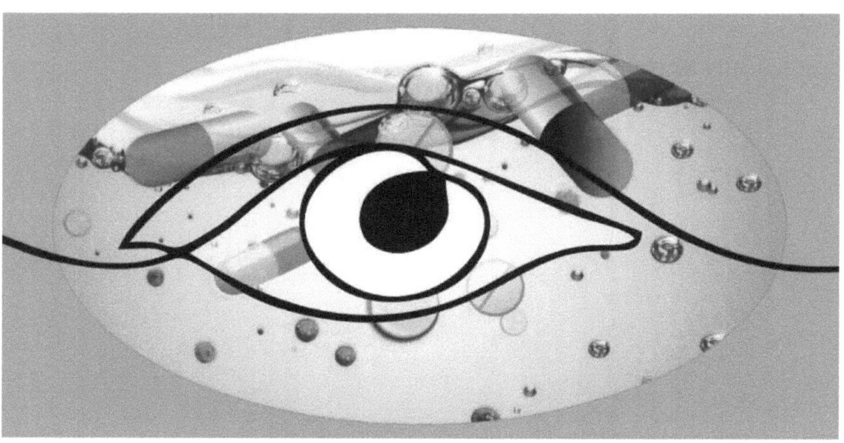

## 1.1 Contaminación- Definición

Acción y efecto de contaminar y contaminarse, es decir alterar nocivamente la pureza o las condiciones normales de una cosa o un medio por agentes químicos o físicos Un contaminante, es una sustancia que aparece en el ambiente, como resultado de las actividades humanas y tiene un efecto nocivo sobre el entorno.

La contaminación del medio ambiente [Cattogio 1993] es un estado de perturbación que limita el desarrollo sustentable de una comunidad. Puede ser producida por agentes físicos, químicos o biológicos (contaminantes) que interaccionan con distintos niveles de organización de la biota, en forma nociva para la vida humana, animal o vegetal.

La contaminación química puede deberse a la aparición de una nueva sustancia en un sistema natural (atmósfera, aguas, suelos) o al aumento de la concentración de una sustancia del sistema, superando las variaciones típicas y naturales, que produce daño a la vida humana, animal o vegetal y altera negativamente el equilibrio natural.

La toxicidad de los contaminantes dependerá de sus características químicas, concentración, y persistencia en el ambiente. Algunos desaparecen del ambiente muy rápidamente, se dice que tienen un tiempo de vida media corta, o sea que 50% de la forma tóxica del mismo desaparece, otros persisten en el ambiente por décadas.

La contaminación química repercute negativamente en la salud, en la vida, en el rendimiento de actividades productivas como la agricultura o la ganadería, en las que el agua es un elemento esencial.

El agua es un recurso natural, escaso, indispensable para la vida humana y el sostenimiento del medio ambiente que, como consecuencia del rápido desarrollo humano y económico y del uso inadecuado que se ha hecho de ella como medio de eliminación, ha sufrido un alarmante deterioro.

La contaminación, cambia la calidad del agua y perturba o destruye los recursos naturales, puede causar riesgos sanitarios y afectar comunidades acuáticas.

## 1.2 Tipos de Contaminación del agua

<u>Sustancias inorgánicas tóxicas</u>: originadas por la industria y la minería por ejemplo metales pesados, dispersantes etc. Se trata de ácidos, sales o metales tóxicos, como el mercurio o el plomo, cuya presencia en el agua puede causar graves daños en los ecosistemas acuáticos, reduciendo la biodiversidad. Provienen de los vertidos domésticos, agrícolas e industriales, que pueden contener distintos compuestos químicos.

La contaminación con metales pesados: es una de las formas de contaminación más peligrosas del medio ambiente, esta se explica primero, porque no presenta ningún tipo posible de degradación química o biológica, además pueden ser bioacumulados de diversas formas y permanecer en los organismos por largos periodos.

Las fuentes habituales de aguas residuales contienen grandes cantidades de metales como el cromo, cadmio, cobre, mercurio, plomo y zinc los efectos que provocan sobre el medio ambiente son los siguientes: mortalidad de plancton, moluscos y de peces y, también se acumulan en el sedimento.

Otra serie de metales como el hierro, calcio, magnesio o manganeso también están presentes en aguas residuales industriales, sus efectos, menos peligrosos que los anteriores, son responsables del cambio en las características del agua: color, dureza, salinidad e incrustaciones.

<u>Sustancia orgánicas tóxicas</u>: El comportamiento de los compuestos orgánicos depende de su estructura molecular, tamaño, de la presencia de grupos funcionales que son determinantes importantes de la toxicidad.

Es necesario conocer la estructura de los compuestos orgánicos, con el objeto de predecir su destino en los organismos vivos y en el medio ambiente.

Las moléculas orgánicas contaminantes de acuerdo a su origen se clasifican:

-Moléculas orgánicas naturales: son las sintetizadas por los seres vivos, y las derivadas del petróleo como los hidrocarburos. Los hidrocarburos son compuestos que contienen sólo carbono e hidrógeno. Se dividen en dos clases: hidrocarburos alifáticos y aromáticos. Estos últimos mucho más reactivos que los hidrocarburos alifáticos.

-Moléculas orgánicas artificiales: son sustancias que no existen en la naturaleza y han sido fabricadas o sintetizadas por el hombre, por ejemplo los plásticos, fármacos, desodorantes, perfumes, detergentes, jabones, fibras textiles sintéticas, polímeros en general, o colorantes orgánicos [Halden 2015].

## 1.3 Comportamiento en el medio ambiente de las sustancias orgánicas

Las sustancias orgánicas biodegradables son aportadas por los productores primarios (vía fotosíntesis) y por los procesos vitales de los organismos vivos incluido el hombre. Las no biodegradables resultan de los procesos antropogénicos (explotación de combustibles fósiles, producción industrial, la agricultura, la ganadería etc.) agrupan a los pesticidas organoclorados, bifenilos policlorados.

## 1.4 Comportamiento de las sustancias orgánicas no biodegradables: Contaminantes Emergentes

De origen antropogénico. Ej. Biocidas [Dhillon y cols., 2015], colorantes (anilinas), hidrocarburos, etc. Los compuestos orgánicos sintéticos, presentan dificultad para biodegradarse, se agrupan a los pesticidas halogenados, organoclorados, bifenilpoliclorados, hidrocarburos aromáticos policíclicos.

*Contaminantes Orgánicos Persistentes* (COPs)

Se caracterizan por el siguiente comportamiento medio ambiental:

-Baja solubilidad en agua y alta en lípidos por lo que pueden pasar a través de las membranas biológicas y acumularse en los depósitos de grasa, principalmente en peces y mamíferos: bioacumulación.

-Persistente en el ambiente. Tiempo de residencia muy elevada en el ambiente: son resistentes a la degradación fotolítica, biológica y química.

-Propagación a otros puntos geográficos

La bioacumulación altera la cadena alimentaria, generando que los depredadores consuman presas contaminadas; de este modo, los seres humanos pueden quedar expuestos a contaminantes químicos, al comer peces contaminados; si persiste el contaminante en el medio acuático la exposición ocurre al beber agua o practicar actividades recreativas.

Además, pueden generar biomagnificación, al acumularse en los niveles altos de la cadena trófica.

Hay contaminantes orgánicos que son persistentes en el ambiente, por su ingreso en forma continua , es el caso de los contaminantes emergentes de origen urbano como los detergentes que producen espumas y añaden fosfato al agua (eutrofización), con lo que  disminuyen mucho, el poder autodepurador de los ríos al dificultar la actividad bacteriana. También interfieren en los procesos de floculación y sedimentación en las estaciones depuradoras.

*Contaminantes Emergentes en el medio ambiente acuático*

Los Contaminantes Emergentes (CEs) (Elorriaga Yanina et al. 2012)son compuestos de distinto origen y naturaleza química, que se encuentran diseminados en el ambiente y se han detectado en fuentes de abastecimiento de agua, aguas subterráneas, residuales [Stuart y cols., 2012] e incluso en agua potable.

Se conoce poco en cuanto a su presencia, impacto y tratamiento; en la mayoría de los casos son contaminantes no regulados, candidatos a regulación futura, dependiendo de investigaciones sobre sus efectos potenciales en la salud y los datos de monitoreo con respecto a su incidencia.

Se trata de pesticidas, productos farmacéuticos, drogas ilícitas, compuestos de "estilo de vida", aseo personal; (siglas de sus denominaciones en inglés: PPCPs: Pharmaceuticals and Personal Care Products) y otros. El primer subgrupo (Pharmaceuticals - P) corresponde a los fármacos propiamente dichos, naturales o de síntesis, utilizados en terapéutica humana y animal. El segundo reúne a los productos de uso personal (Personal Care Products - PCPs), cuyas formulaciones están basadas en productos de síntesis multifuncionales (tinturas para el cabello, lápices labiales, geles capilares, cosméticos, shampoo, dentífricos, fragancias, antitranspirantes, desodorantes, lociones y cremas corporales, sales de baño, inciensos, protectores solares, etc).

Se los puede encontrar en los residuos sólidos (por ej. los basurales urbanos a cielo abierto), efluentes urbanos (domésticos, municipales, industriales) o agrícolas; las actividades asociadas a la producción ganadera intensiva (tambos, corrales de engorde) o acuícola, también contribuyen a la dispersión ambiental de estos contaminantes que finalmente se incorporan a los medios acuáticos, superficiales o subterráneos [Teijón y cols., 2010].

Los avances tecnológicos, en particular los referentes a las técnicas analíticas, han contribuido a la constatación inequívoca de su presencia aún en concentraciones traza y que la cantidad de los mismos en los medios acuáticos esté expandiéndose aceleradamente. Tanto en las fases líquidas de los medios acuáticos (superficiales y subterráneos) como en las sólidas asociadas (sedimentos), se ha detectado una importante diversidad de CEs.

Las evidencias disponibles muestran que las variedades químicas y las cantidades de dichos productos que son vertidas a los ambientes acuáticos están aumentando en forma sostenida.

Los complejos y variados problemas que esos contaminantes pueden desencadenar en los medios acuáticos están asociados, entre otros factores, a su diversidad química, a la incapacidad del medio para degradarlo y a las interacciones químicas que surgen en el medio ambiente donde ingresan o sea la combinación con otras moléculas.

La bibliografía [Garcia-Gomez y cols., 2011; Teijón y cols., 2010; Ferrari y cols., 2003] informa que los tratamientos convencionales de mitigación de los efluentes líquidos (industriales y domésticos) antes de su vuelco a los cuerpos de agua superficiales, que pueden ser vehículos de estos productos, no son suficientes para retenerlos, degradarlos o inactivarlos antes de su ingreso a los ambientes acuáticos naturales que son sus receptores finales.

Finalmente, hay acuerdo de que las concentraciones que pueden alcanzar los CEs, en particular en los cuerpos de agua peri-urbanos, deben ser monitoreados tanto por sus efectos adversos localizados o a distancia, con riesgos para la salud humana, vegetal y animal [Carrión Cruz 2016; Delgado de Bravo 1996; Di Pace 1992; García Gómez y cols., 2011]

## 1.5 Ingredientes Farmacéuticos Activos en el medio acuático [Rebollo y cols., 2010]

El medio ambiente acuático se ha visto afectado en gran medida por los residuos provenientes de compuestos farmacéuticos [Barceló y López 2007]. Estos no sólo afectan los procesos biológicos utilizados para el tratamiento de aguas residuales municipales, sino que también sobrepasan los límites de la potabilización.

La contaminación por medicamentos está relacionada fundamentalmente con el uso que se hace en medios urbanos y proviene del metabolismo endosomático y exosomático de una urbe [Delgado de Bravo 1996; Di Pace 1992; Duran 1995], se relaciona con la excreción de fármacos o metabolitos en orina y heces y la eliminación de los medicamentos caducados o no consumidos, que ingresan en forma continua a un cuerpo acuático, en concentraciones bajas, que se mide en el agua del río en microgramos por litro (carga contaminante), lo que implica que el ciclo de vida de los medicamentos no se ha cerrado y que la reducción del uso en base a criterios de racionalidad es fundamental.

Las vías de entrada de los medicamentos al medio ambiente son: por aguas residuales de tipo doméstico e industrial (por orina y heces del paciente), por los efluentes hospitalarios (siendo eliminados por inodoros y lavamanos), por efluentes de las actividades agrícolas y ganaderas, de los tanques sépticos

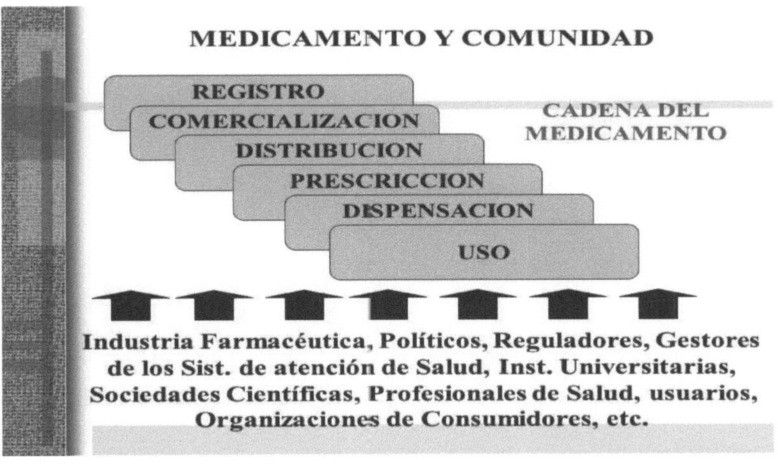


**Figura 1** Medicamento y Comunidad: Cadena del Medicamento. [Laporte J.R, Tognioni G. Principios de Epidemiología del Medicamento.2da Edición]

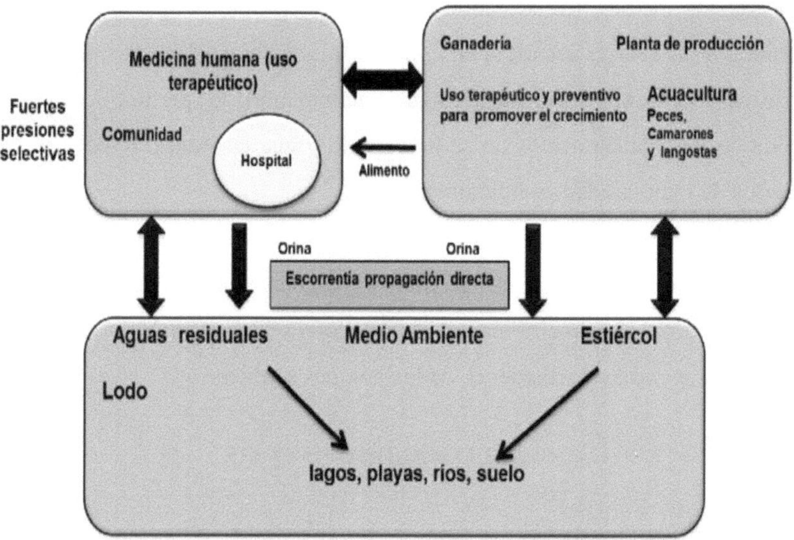


**Figura 2** Interacción Ecosistema Urbano –Medio Ambiente Natural.  (Fuente: https://www.tecnoaqua.es)

De todos los contaminantes emergentes, los que probablemente suscitan mayor preocupación y estudio en los últimos años son los fármacos [Fent y cols., 2006] y, en particular, los antibióticos. El uso de fármacos en los países de la UE, se cifra en toneladas por año, y muchos de los más usados, son los antibióticos, que se emplean en cantidades similares a las de los pesticidas.

Como resultado de las investigaciones llevadas a cabo hasta ahora, algunos fármacos están siendo considerados por la Unión Europea, como posibles candidatos a ser incluidos en la lista de los contaminantes orgánicos prioritarios en el agua potable, por el momento, no se han fijado límites máximos en el agua potable, lo más probable es que en un futuro próximo sean regulados.

Actualmente en Europa hay más de 3000 ingredientes activos permitidos para su uso en el cuidado de la salud. Sin embargo, desde que se detectara el primer residuo de ácido clofíbrico hasta el momento, únicamente unos 100 de ellos han sido alguna vez analizados en diferentes compartimentos medioambientales [Fatta-Kassinos y cols., 2011].

La necesidad de seguir trabajando en esta línea de investigación, en la que se debe incluir el estudio de los metabolitos [Celiz y cols., 2009] y los productos de transformación es, por tanto, evidente, sumado al hecho del continuo ingreso de estas moléculas al medio ambiente.

Por el momento el número de artículos dedicados al análisis de fármacos en aguas es muy superior al del análisis en matrices sólidas. Ello probablemente es debido a la gran complejidad que representa el estudio de tales matrices. Sin embargo, los avances tecnológicos habidos en el campo de la química analítica permiten afrontar hoy por hoy este reto con grandes probabilidades de éxito.

Los grupos de fármacos que en la actualidad se consideran más peligrosos y demandan investigación son: [Ferrari y cols., 2004]

-Analgésicos: Son uno de los fármacos de mayor consumo mundial y son considerados los de mayor automedicación (ASHP); el diclofenac y el AAS se reportaron presentes en aguas residuales [Jimenez C 2011], el naproxeno, el ibuprofeno y el acetaminofén se reportaron en aguas residuales hospitalarias. De igual forma, se ha reportado la presencia de metabolitos del ibuprofeno [Celiz y cols., 2009]; esto es un indicador importante de la necesidad de conocer las rutas metabólicas de cada uno de los compuestos, para determinar o descartar el origen de su toxicidad. Lo que ha despertado una mayor preocupación ha sido la persistencia en el medio ambiente acuático de fármacos como el ibuprofeno, el diclofenac, la carbamacepina, o el ácido clofíbrico, presentes aún en aguas potables.

-Antibióticos: Son fármacos de amplio uso en el mundo; su efecto contra microorganismos patógenos en animales y humanos, así como su uso para la preservación de alimentos, han incrementado su producción y consumo, permitiendo grandes descargas sobre los cuerpos de agua [Watkinson y cols., 2009] con manifestaciones de resistencia microbiana en las zonas de estudio. Entre los antibióticos con mayor reporte en los cuerpos de agua están las tetraciclinas, los aminoglicósidos, los macrólidos, los betalactámicos y la vancomicina, entre otros, con la posibilidad de que se desarrollen cepas bacterianas resistentes que hagan que estos compuestos resulten ineficaces para el fin terapéutico para el que fueron diseñados [Díaz-Cruz y cols., 2003] (los antibióticos ocupan el tercer puesto en volumen de uso de todos los fármacos empleados en medicina humana, y representa también uno de los más empleados en medicina veterinaria).

-Antihipertensivos: Hipertensión Arterial, enfermedad cardiovascular más común en el mundo. Constituyen un grupo muy amplio y dentro de ellos se destacan los calcio-antagonista, los inhibidores de la enzima convertidora de angiotensina y los betabloqueadores, entre otros. Algunos $\beta$-bloqueantes como el atenolol, el metoprolol y el propranolol han alcanzado niveles superiores a los $0.017\mu g/L$ en efluentes de aguas municipales.

-Medios de contraste: en rayos X, porque son muy persistentes, no resultan eliminados en las plantas de tratamiento, y alcanzan fácilmente las aguas subterráneas por percolación a través de suelos.

-Citostáticos: porque debido a su gran potencia farmacológica, exhiben con frecuencia propiedades carcinogénicas, mutagénicas o embriogénicas, y, al igual que los anteriores, parecen presentar una eliminación despreciable en los procesos de depuración.

-Estrógenos: utilizados fundamentalmente como anticonceptivos y para el tratamiento de desórdenes hormonales, que son los responsables en muchos casos de la aparición de fenómenos de feminización, hermafroditismo, y disminución de la fertilidad.

Corresponde recordar que las listas de fármacos incluyen varias categorías de ellos (como vitaminas, electrolitos, aminoácidos, péptidos, carbohidratos, vacunas) que son considerados desprovistos de riesgos. No todas las sustancias químicas son contaminantes. No todos los contaminantes son producidos por el hombre.

## 1.6 Farmacocinesis de los Contaminantes Químicos (IFA)

Los contaminantes emergentes Ces, exhiben diversas y complejas propiedades en lo referente a su comportamiento e impacto cuando ingresan a los medios acuáticos; la cinesis y dinamia de estas moléculas depende no sólo de las características del fármaco, sino también de las matrices de esos ambientes, de allí que para abordar estos estudios deben considerarse las variaciones temporo-espaciales del ambiente, con diferentes capacidades de biodegradación, donde los CEs pueden interrumpir este proceso de inactivación de la materia orgánica en el sistema acuático.

Para una evaluación realista de los IFA en el medio acuático es necesario un estudio integrado de agua subterránea-suelo/sedimento-agua superficial. Las concentraciones que se han encontrado en aguas superficiales (como consecuencia de una eliminación incompleta en las plantas de depuración de aguas) o en aguas subterráneas (debido a la escasa atenuación que experimentan algunos compuestos durante la filtración a través de suelos) se sitúan normalmente en el rango de ng/L o µg/L, mientras que en suelos y sedimentos, en donde pueden persistir durante largos periodos de tiempo (la vida media del ácido clofíbrico, por ejemplo, se estima en 21 años), alcanzan concentraciones de hasta g/L [Barceló y López, 2007; Barcelo 2008].

Un problema añadido, es que su comportamiento en el medio ambiente puede ser diferente del que se ha observado en los estudios con animales y humanos al ser diferentes las condiciones.

El experto español Damiá Barceló, explica la peligrosidad de los contaminantes emergentes considerando los siguientes parámetros cinéticos y dinámicos:

- Persistencia: se relaciona con las propiedades físico-químicas de las moléculas. Su persistencia se expresa por una vida media larga como consecuencia de ser difícilmente degradados, lo cual es preocupante, por ej los productos de contraste: casi todos son compuestos iodados orgánicos, de muy difícil degradación fotoquímica, biológica y/o química; las hormonas que se degradan muy lentamente en el ambiente, de modo que pueden acumularse en la cadena alimentaria, debido a su relativa insolubilidad en agua y alta solubilidad en las grasas; el antibiótico eritromicina, el antiinflamatorio naproxeno y el antilipémico ácido clofíbrico permanecerán inalterados durante varios años después de su descarga, pero otras veces, son sus metabolitos los más persistentes.

- Transformaciones: En el agua pueden ser metabolizados por oxidación, hidrólisis o fotólisis o interaccionar con otras moléculas, lo que provoca que sustancias peligrosas se transformen en otras potencialmente más tóxicas, muchas de ellas, al ser biológicamente activas actúan como disruptores endócrinos.

- Bioconcentración: si la sustancia tiene más afinidad con los tejidos que con el agua, puede alcanzar mayores concentraciones en los mismos.

- Bioacumulación: Hace referencia a la acumulación neta en el paso del tiempo en un organismo a partir de fuentes tanto bióticas (otros organismos) como abióticas (suelo, aire, agua). Muchos contaminantes que se encuentran diluidos en el medio pueden magnificar su concentración dentro de las células de los organismos alcanzando altos niveles de peligrosidad. Debido a que la concentración de las sustancias aumentan con el tiempo los organismos más viejos presentan mayores concentraciones.

- Biomagnificación: Se produce a nivel del ecosistema, por el aumento de la concentración al avanzar en los eslabones de la cadena trófica. La biomagnificación es un proceso de bioacumulación de una sustancia tóxica (como por ejemplo el plaguicida DDT), esta se presenta en bajas concentraciones en organismos al principio de la cadena trófica y er. mayor proporción a medida que se asciende en dicha cadena. La magnificación biológica es la tendencia de los contaminantes a concentrarse en niveles tróficos sucesivos. Con mucha frecuencia, esto va en detrimento de los organismos en los cuales se concentran estos materiales ya que casi siempre las sustancias contaminantes son tóxicas. La concentración del producto en el organismo consumidor es mayor que la concentración del mismo producto en el organismo consumido.

- Movilidad ambiental: capacidad para trasladarse en el medio ambiente. El agua contaminada expande el tóxico a la biota, flora y la fauna, provocando la muerte de las especies, un aumento de la intoxicación subclínica en grupos humanos, así como la pérdida del agua como recurso utilizable y la probable contaminación de los acuíferos. Los factores que controlan la movilidad de los contaminantes son:- Características químicas del contaminante;- características químicas de la matriz con la que interactúa el contaminante; naturaleza física y biológica del ambiente en el que se alojará el contaminante,- fuerzas físicas que movilizan a los elementos en el ambiente, los vientos, el flujo de un río y procesos físicos y químicos mediados por la biota.

## 1.7 Farmacodinamia de los Contaminantes químicos (IFA)

Las consecuencias perjudiciales o indeseadas asociadas a los fármacos en los compartimientos ambientales pueden manifestarse aun encontrándolos en muy bajas concentraciones, (microcontaminantes orgánicos), o en ausencia de las moléculas que los provocaron. Sus efectos en un eco-sistema natural, pueden ser de amplio espectro afectando individuos, poblaciones y comunidades:

<u>Efectos Letales</u>: Toxicidad debido a los efectos negativos en la salud animal y vegetal. Los contaminantes pueden modificar el funcionamiento de la cadena trófica, rompiendo relaciones alimenticias entre productores, consumidores y descomponedores. En una cadena trófica, cada eslabón (nivel trófico) obtiene la energía necesaria para la vida, del nivel inmediatamente anterior; de este modo, la energía fluye a través de la cadena en forma lineal y ascendente.

Cabe señalar que una elevada tasa de degradación ambiental, no asegura la inocuidad toxicológica posterior de un fármaco en el medio acuático, ya que los productos de transformación generados pueden también exhibir toxicidad o ser bioacumulados por otras especies cohabitantes del mismo sitio. Al dañar el funcionamiento de la cadena trófica los contaminantes químicos, generan una crisis en la biodiversidad.

Una cadena alimentaria en sentido estricto, presenta varias desventajas en caso de desaparecer un eslabón: -Desaparecerán con él, el eslabón que depende directamente del mismo, ya que se quedarán sin alimento y sin la energía necesaria para sustentarse; se superpoblará el nivel que pierde sus depredadores, se desequilibrarán los niveles inferiores y los niveles contiguos, por la falta de competencia entre esa especie y la que compone el eslabón desaparecido.

La pérdida de biodiversidad es resultado de un proceso de deterioro de los ecosistemas naturales, característico de la crisis ambiental del presente.

Ejemplos de esta situación es el caso del diclofenac, aparte de afectar a los riñones en los mamíferos, se ha asociado (como consecuencia de su uso en veterinaria) con la desaparición de los buitres blancos en la India y Pakistán, lo que supone, según el autor de este estudio [Fent K y cols., 2006], un desastre ecológico comparable al acontecido en el pasado con el DDT. Otro ejemplo es el del propanolol, que el equipo de investigación del Dr. Barceló ha detectado en múltiples ocasiones en

España, y que se ha visto tiene efectos nocivos sobre el zooplancton, así como sobre los organismos bentónicos. [Fent K y cols., 2006].

<u>Efectos Subletales</u>: si bien en apariencia pueden aparecer menos peligrosos que los letales, estos son mayores sobre la población, pueden manifestarse por modificaciones sobre el nivel genético, bioquímico, fisiológico, del comportamiento o del ciclo de vida. Los efectos subletales no son sencillos de identificar. El uso de biomarcadores bioquímicos ha permitido avanzar en la identificación de ellos.

Los efectos ambientales más graves se observan en lo que respecta a los compuestos disruptores endocrincs (Argemi, F2005) (Fernandez, M 2014) con afirmaciones de que la exposición a las plantas de tratamiento de aguas residuales puede causar feminización en algunas especies de peces: los estrógenos anticonceptivos han tenido este efecto en diversas especies de peces y anfibios. Las hormonas son consideradas como tóxicas para las algas, los invertebrados y los peces. Afectan en gran proporción a los peces que las absorben fácilmente y a los que modifican su proceso reproductivo e incluso su comportamiento sexual. Los organismos expuestos a más de un contaminante pueden presentar efectos tóxicos aditivos, antagónicos o sinérgicos, así los efectos pueden ser nulos, letal o subletal.

<u>Mutaciones</u>: Los antineoplásicos se encuentran normalmente en los efluentes líquidos, son medicamentos que tardan bastante en ser eliminados por el organismo humano. Las mayores concentraciones se detectan en los efluentes hospitalarios. Son peligrosos por ser considerados mutágenos y tóxicos para la reproducción. No son bien eliminados en las plantas depuradoras y son muy persistentes en el medio ambiente al ser poco biodegradables. Los efectos se manifiestan con mayor frecuencia en las crías, que en el progenitor expuesto. Resistencia Bacteriana: El uso y abuso de los antibióticos hace que se encuentren de manera muy elevada en los efluentes líquidos de los hospitales y los centros urbanos. Una parte de los

antibióticos son degradados en las plantas depuradoras pero otros no y estos se reincorporan al medio ambiente. Se encuentran con cierta frecuencia en las aguas potables distribuidas. Los antibióticos perturban a la comunidad bacteriana natural y contribuyen a aumentar las bacterias resistentes. El hombre puede ingerir de esta manera residuos de antibióticos, no sólo con el agua que bebe, sino también al comer peces y moluscos, alterando la flora intestinal normal.

## 1.8 Bibliografía


Argemi, F; Cianini, N; Porta, A. Disrupción Endócrina Perspectivas Ambientales y Salud Pública. Acta Bioquim. Clin Latinoam 39, 3 (2005).

Barceló D. y López MJ. (2007). Contaminación y calidad química del agua: el problema de los contaminantes emergentes. Panel Científico- Técnico de seguimiento de la política de aguas. Instituto de Investigaciones Químicas y Ambientales-CSIC. Barcelona.

Barceló D. (2008). Consejo Superior de Investigaciones Científicas (Spain), editores. Aguas continentales. Madrid: Consejo Superior de Investigaciones Científicas. 276 p. (Informes CSIS).

Carrión Cruz D.A. (2014). El tratamiento de aguas residuales y su influencia en el derecho a un ambiente sano de los ciudadanos que habitan en el entorno del rio Machángara al sur del Distrito Metropolitano de Quito. [B.S. Thesis].

Cattogio J. (1993). Contaminantes ambientales, Material de estudio Especialidad Ambiente y Patología Ambiental, Escuela de Patología Ambiental, Facultad de Medicina, UNP, S/P.

Celiz M.D., Tso J., Aga D.S. (2009). Pharmaceutical metabolites in the environment: analytical challenges and ecological risks. Environ Toxicol Chem 28, 2473-2484.

Dhillon G., Kaur S., Pulicharla R., Brar S., Cledón M., Verma M., Surampalli RY. (2015). Triclosan: Current Status, Occurrence, Environmental Risks and Bioaccumulation Potential. Int J Environ Res Public Health. 12(5), 5657-5684.

Delgado de Bravo, M. Ambiente y Calidad de vida: una respuesta a los problemas de las metrópolis latinoamericanas, Buenos Aires 1996. Diccionario de la Real Academia Española (Vigésima Segunda Edición).

Díaz-Cruz M.S., López de Alda M.J., Barcelo D. (2003). Environmental behavior and analysis of veterinary and human drugs in soils, sediments and sludge. Trends in Analytical Chemistry, Vol. 22 (6), 340-351.

Di Pace M., Feoeaovisky S. Haadoy J., Mazzucchelli S. (1992). Medio Ambiente urbano en la Argentina, Buenos Aires. CEAL.

Duran D., Baxendale C.,Bortagaray L.,Buzai G., Casas R., Curto de Casas S., Fuschini Mejias M.,Paso Viola L.,Pierre L., Roccatagliata J. Torchio M. (1995) La Argentina ambiental: Naturaleza y sociedad. Buenos Aires.

Elorriaga Y., Marino D.J., Carriquiriborde P., Ronco A.E. (2012). Contaminantes emergentes. Productos farmacéuticos en el medio ambiente. 7mo. Congreso de Medio Ambiente. UNLP. Disponible en: http://www.congresos.unlp.edu.ar/index.php/CCMA/7CCMA/p aper/viewFile/932/216

Fatta-Kassinos D., Meric S., Nicolaou A. (2011). Pharmaceutical residues in environmental waters and wastewater: current state of knowledge and future research. Anal Bioanal Chem 399, 251-275.

Ferrari B., Mons R., Vollat B., Fraysse B., Lo Giudice R., Pollio A. y Garric J. (2004). Environmental risk assessment of six human pharmaceuticals ¿Are the current environmental risk assessment procedures sufficient for the protection of the aquatic environment? Environmental Toxicology and chemistry 23 (5), 1344-54.

Fent K., Weston A. y Caminada D. (2006). Ecotoxicology of human pharmaceuticals. En: Aquat Toxicol. 76, 122-59.

Fernández M y Olea N. Disruptores Endócrinos ¿ suficiente evidencia para actuar?. Instituto de Investigación Biosanitaria de Granada,Universidad de Granada; CIBER de Epidemiología y Salud Pública, CIBERESP, España. Gac Sanit.2014; 28(2): 93-95

García-Gómez C., Gortáres-Moroyoqui P., Drogui P. (2011). Contaminantes emergentes: efectos y tratamientos de remoción Emerging contaminants: effects and removal treatments. Rev Quimica Viva 10(2), 96–105.

Halden RU. 2015. Epistemology of contaminants of emerging concern and literature meta-analysis. J Hazard Mater 282, 2-9.

Jiménez C. (2011). Contaminantes orgánicos emergentes en el ambiente: productos farmacéuticos. Rev. Lasallista Investig. 8 (2), 143-153.

Rebollo C., Gros Calvo M., Lopez M., Petrovic A., Ginebrada Marti A., Barceló Culleres D. (2011). "Repercusiones Sanitarias de la Calidad del Agua: Los residuos de los medicamentos en el agua". Rev. salud ambient. 11(1-2), 17-26.

Sánchez E. (2002). El principio de precaución: implicaciones para la salud pública. Gac Sanit., 16(5), 371-3

Stuart M. Lapworth D., Crane E., Hart A. (2012). Review of risk from potential emerging contaminants in UK groundwater. Science of the Total Environment 416, 1-21.

Teijon G., Candela L., Tamoh K., Molina-Díaz A., Fernández-Alba A.R. (2010). Occurrence of emerging contaminants, priority substances (2008/105/CE) and heavy metals in treated wastewater and groundwater at Depurbaix facility (Barcelona, Spain). Science of the Total Environment 408, 3584-3595.

Watkinson A.J., Murby E.J., Kolpin D.W., Costanzo S.D. (2009). The occurrence of antibiotics in an urban water shed: From waste water to drinking water. Sci Total Environ. 407, 2711-2723.

# Capítulo 2

## Antecedente de Fármaco-contaminación

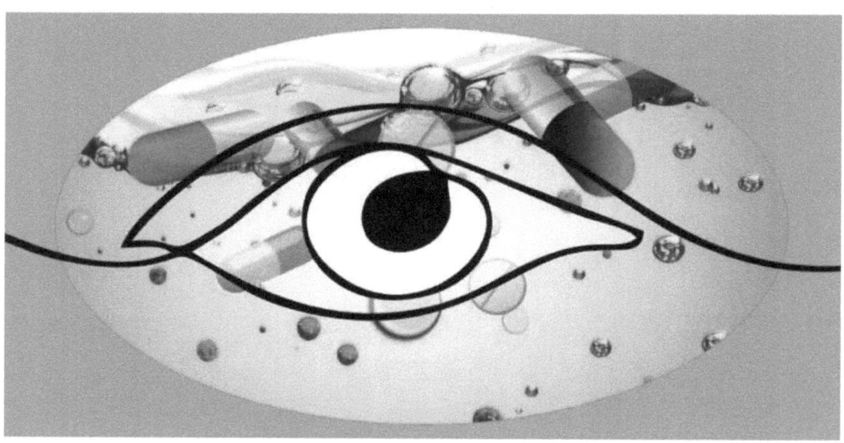

*2.1 Contaminación de los ríos, de origen urbano: Contaminantes Emergentes*
*2.2 Proyectos Aquaterra - Model Key en ríos españoles*
*2.3 Fármaco-contaminación en otros ríos de Europa y del mundo*
*2.4 Bibliografía*

## 2.1 Contaminación de los ríos, de origen urbano - Contaminantes Emergentes

La actividad humana está aumentando la presión sobre los ecosistemas, lo que deriva en cambios drásticos, debido a que estos, no están aislados en la naturaleza y por su interacción, producen efectos en red que no se perciben de manera inmediata, surgiendo así problemas que aparentemente son locales y que por este efecto en red, se transforma en un problema regional [Barragán 2011].

Las primeras evidencias de la presencia de fármacos en el medio acuático se produjeron en los años 70 con la identificación en aguas residuales en EEUU del ácido clofíbrico, que es el metabolito activo de varios reguladores de lípidos en sangre (clofibrato, etofilin clofibrato, y etofibrato) y es a partir de los 90 que el tema de los fármacos en el medio ambiente empieza a adquirir fuerza principalmente en el año 1998 con los trabajos de Rapport y el enfoque eco-sistémico de la salud [Rapport y cols. 2000].

A la contaminación agro-industrial de los ecosistemas, se suma la contaminación de origen urbano, se detectan contaminantes químicos procedentes de productos de cuidado personal, de actividades diversas y de residuos de medicamentos, llamados en su conjunto Contaminantes Emergentes [Daughton y Ternes, 1999 – Jjemba 2006 -Barceló 2007].

Los contaminantes químicos urbanos se originan en escenarios laborales, entre ellos se encuentran los residuos farmacéuticos [Jimenez 2011] (ingredientes farmacéuticos activos) los que son eliminados desde escenarios sanitarios [Kummerer 2001] y también domiciliarios [Bound y cols., 2006] llegando al medio ambiente por las aguas servidas.

La búsqueda de los contaminantes químicos emergentes, se realiza en el agua residual [Kummerer 2009- Fatta-Kassinos y cols., 2011-Wang y Wang 2016] aferente y eferente de las Plantas Depuradoras [Aznar 2016], en el agua superficial de los ríos, en y en agua subterránea [Sui y cols., 2015] y sedimentos [Hernando y cols., 2006].

## 2.2 Proyecto Aquaterra - Proyecto Model Key

Los trabajos de monitorización de fármacos y drogas de abuso llevados a cabo por el Departamento de Química Ambiental, Instituto de Diagnóstico Ambiental (Barceló D 2008) y Estudio del Agua (IDAEA); Consejo Superior de Investigaciones Científicas (CSIC) [Barceló 2008] Institut Catalá de Recerca de l' Aigua (ICRA) e Institució Catalana de Reserca i Estudis Avancats (ICREA) constituyen las evidencias científicas más fuertes. Se llevaron a cabo en el medio ambiente acuático de las cuencas de los ríos Llobregat y Ebro, con el fin de evaluar la calidad del agua en relación a la presencia de estas sustancias. Estos trabajos son financiados con la ayuda de los proyectos europeos AQUATERA y MODEL KEY (2005).

El proyecto Aquaterra del Instituto de Investigaciones Químicas y Ambientales del Consejo Superior de Investigaciones Científicas de España (CSIC) dió el alerta en el 2005, luego de analizar las aguas de cinco ríos de Europa, entre ellos el Ebro, con un rastreo en 18 puntos a lo largo del rio, siendo todos positivos. Encontrándose decenas de fármacos pertenecientes a grupos farmacológicos diferentes que actúan en el SNC: psicotrópicos (diazepán); antiepilépticos (carbamazepina); en el aparato CV: beta bloqueantes (atenolol, propanolol); reguladores del colesterol (bezafibrato); antibióticos: amoxicilina, sulfametoxazol; analgésicos: ibuprofeno, diclofenac; anticonceptivos; esteroides; medio de contraste.

El peligro del Efecto en red se expresa cuando se identificaron compuestos farmacéuticos aguas abajo, del punto de vertido de las plantas depuradoras de drenajes urbanos, como la principal fuente de emisión de estos contaminantes en el medio acuático; siendo el perfil de contaminación por fármacos bastante similar en los ríos estudiados.

Además de la identificación de los fármacos, los informes incluyen, concentración e índices de riesgo ambiental (HQ) calculados para los fármacos en diferentes niveles tróficos (algas, dáfnidos, peces); indican que los compuestos que presentan un mayor riesgo eco-toxicológico en el Llobregat son el sulfametoxazol para las algas, el gemfibrosil para las algas y los peces, el ácido clofíbrico y la eritromicina para los dáfnidos, el ibuprofeno para todos los eslabones tróficos. En el Ebro los compuestos más problemáticos son el sulfametoxazol para las algas, la eritromicina, el ácido clofíbrico y la fluoxetina para los dáfnidos.

La presencia de antibióticos y el peligro de la aparición de resistencia bacteriana [Watkinson y cols., 2009, Kummerer 2004, Dang y cols., 2007] con sus graves consecuencias farmacoterapéuticas, muestra la necesidad de restaurar la salud de los eco-sistemas; los residuos farmacéuticos son tóxicos para el ecosistema [Fent y cols., 2006; -Sanderson y cols., 2003], afectando la vida de los mismos, con el peligro para el ser humano de exposición inadvertida [Daughton 2008].

El vertido de antibióticos daña el medio ambiente ya que origina efectos tóxicos. En un estudio de la Universidad Autónoma de Madrid (UAM) y la Universidad de Alcalá publicado por la revista" Water Research", las mezclas de antibióticos de diferentes familias incrementan el riesgo de toxicidad, aun cuando las concentraciones sean bajas, propiciando un efecto sinérgico, afectan las cianobacterias y las algas verdes, productores primarios de los eco-sistemas, según la firmante del trabajo Francisca Fernadez Piñas, los detectados fueron: amoxicilina, eritromicina, quinolonas, tetraciclinas. La eritromicina es un compuesto tóxico para las algas verdes y cianobacterias a tal punto que puede ser etiquetado en el marco del reglamento de la UE como muy tóxico para la vida acuática. También se calculó cociente de riesgo, relación entre la concentración medida en el medio ambiente y la concentración a la que no representa riesgo, concentraciones superiores a la unidad, indica concentraciones perjudiciales para los organismos del medio.

Son diversos los grupos farmacológicos ya identificados en el medio ambiente acuático, los hipolipemiantes a los que pertenece el ácido clofíbrico, si bien ha sido uno de los primeros en ser detectados, sigue estando presente en el medio ambiente [Emblidge y DeLorenze, 2006]; acompaña su hallazgo la presencia de esteroides sintéticos [Aherne y Briggs 1989], presencia de estrógenos en las agua residuales y superficiales [Sole y cols., 2000].

La cuenca del rio Llobregat fue la primera cuenca española en la que se puso de manifiesto la existencia de efectos en la biota expresados por  fenómenos de feminización en peces, ocacionados por la presencia de compuestos disruptores endócrinos con actividad estrogénica y la existencia de peces intersex (peces con órganos reproductores masculinos y femeninos simultáneamente).

Este preocupante hallazgo tuvo lugar en el curso de un programa de vigilancia llevado a cabo entre los años 1999 y 2002, en el que los niveles de estrógenos y detergentes de tipo alquilfenol, etoxilado, medidos en aguas y sedimentos en dos de los principales afluentes del Llobregat fueron elevados. Los efectos quedaron evidenciados por la presencia de concentraciones anormalmente elevadas de vitelogenina plasmática en carpas (la vitelogenina es una proteína precursora de la yema de los huevos, utilizada como indicador de exposición a compuestos estrogénicos).

Numerosos artículos publicados, despertaron un gran interés científico y social en ese entonces (tal y como ocurrió en España tras la publicación en la prensa de algunos de los resultados obtenidos por el equipo de investigación del Dr. Barceló: El Periódico, 26 Octubre 2005; El País, 17 Enero 2006; El global, 30 Enero 2006).

En el 2010 en la cuenca del Ebro se analizaron 77 compuestos, entre fármacos y metabolitos activos, tras el vertido de depuradoras. Para ello muestrearon en 24 zonas de diferentes localizaciones; los siguientes medicamentos se encontraron en todas ellas: analgésicos, antiepiléptico, antibióticos, β-bloqueante, antineoplásico. Los analgésicos y antiinflamatorios, como Ibuprofeno, Diclofenac y Ácido Mefenámico, se eliminaban en más de un 80%, sin embargo otros se eliminaban poco o nada como ocurría con el antiepiléptico Carbamazepina, antibióticos macrólidos y Trimetroprima. Trabajos con clara metodología que muestran la limitación de las plantas depuradoras para eliminar los compuestos contaminantes farmacéuticos, la eliminación de ellos no era adecuada.

Estimaciones hechas en el marco del proyecto AQUATERRA indican que plaguicidas utilizados para el cultivo de vid y maíz, presentan una carga anual en el rio Ebro de 800 a 500 Kg respectivamente; el mismo tipo de cálculo aplicado a los fármacos que más se encuentran en el rio Ebro como Paracetamol, Ibuprofeno, Carbamacepina y Atenolol, indican que de cada uno de estos fármacos, se vierten al rio, después de pasar por las estaciones de tratamiento unos 100 Kg aproximadamente en toda la Cuenca. En total se ha hecho un seguimiento de unos 30 fármacos, que representan unos 3000 Kg al año o sea 3 toneladas de fármacos. Esta cantidad es la que llega finalmente al rio, ya que la carga de entrada a las estaciones de tratamiento EDARs es unas 5 veces más elevada.

En el mismo año 2010, en el río Llobregat también se compararon los efluentes de las depuradoras municipales convencionales, con los resultantes de realizar un tratamiento terciario adicional, empleando ultrafiltración, ósmosis inversa y tratamiento UV, y se analizó también el acuífero. En los efluentes del tratamiento convencional encontraron valores medios superiores a los 1000 µg/L de Atenolol (β-bloqueante), Diclofenac (antiinflamatorio), Furosemida e Hidroclorotiazida (diuréticos), Gemfibrozil (regulador lipídico) y dos metabolitos del analgésico metamizol. Si se realizaba el tratamiento terciario disminuían los valores hasta situarlos próximos a los 100 µg/L, es decir, eran de un orden de magnitud inferiores, aunque comprobaron que sólo un pequeño número de compuestos, de los 170 estudiados, se eliminaban totalmente con el tratamiento terciario. Respecto a los niveles de concentraciones se obtuvo que el caudal del Ebro tenía un efecto de dilución y disminuía los niveles, alcanzándose concentraciones del orden de ng/L.

La evaluación del riesgo ambiental en los ríos españoles producido por los contaminantes emergentes muestra que existen en ellos, una verdadera sopa química urbana, a la que se agregan contaminantes inorgánicos como ser metales pesados, por lo que es una necesidad la de reducir la presencia de los contaminantes y su impacto ambiental [Ginebreda y cols. 2010; EEA 2010; Roig 2010]


## 2.3 Fármaco-contaminación en otros ríos de Europa y del mundo.

Hay numerosos antecedentes de fármaco-contaminación urbana de los ríos de diferentes continentes, siendo este por lo tanto  un problema mundial para el desarrollo sustentable del ambiente [OMS/OPS 2000].

En Suecia se realizó un estudio en el mismo año 2005 sobre la presencia de antibióticos en efluentes fueron: Norfloxacina, Ofloxacina, Ciprofloxacina, Doxiciclina, Sulfametoxazol y Trimetroprima. Este estudio muestra la presencia de fármacos no sólo en el agua de los ríos , sino también en el lodo. Los antibióticos norfloxacina, ofloxacina, ciprofloxacina, fueron los más detectados en los lodos, con niveles de mg /Kg de muestra seca. Algunos trabajos han demostrado que cuando se aplican lodos a los suelos hay mayor persistencia de antibióticos que en los medios acuáticos, debido a que su adsorción al suelo disminuye la disponibilidad para su biodegradación.

Es en el 2006 donde surge la primera Guía de Evaluación del Impacto Ambiental [Guia 2006], iniciándose la búsqueda e identificación de varias clases terapéuticas de fármacos por cromatografía y espectrometría de efluentes hospitalarios y de corrientes acuáticas problemas [Gómez y cols. 2006; Richardson 2009].

Un grupo de fármacos muy estudiados son los antiinflamatorios que afectan la biota acuática y terrestre. Un estudio en Asia en 2010 demostró que el Diclofenac había sido la causa de la muerte de millones de buitres en ese continente. El fármaco había sido ampliamente utilizado como medicamento para el ganado enfermo, especialmente vacas, que se dejaban en el campo cuando morían y servían de alimento para las aves carroñeras. El diclofenac producía en las aves una insuficiencia renal aguda y morían en pocos días. El resultado fue la desaparición casi total (97%) de tres especies de buitres, que ahora están en peligro de extinción. Este ejemplo, si bien no ocurre en ambiente acuático, muestra los efectos del contaminante a nivel biológico y del medio ambiental en la biodiversidad.

Los potenciales efectos en el ser humano de los contaminantes, obligan a profundizar las investigaciones, ya que no tan sólo están involucrados ingredientes farmacéuticos activos, sino también sus metabolitos [Celiz y cols., 2009] que mantienen la capacidad de generar cambios biológicos.

A la búsqueda de moléculas biológicamente activas, se suman estudios ambientales en ríos problemas, los que muestran variaciones temporales de la contaminación química [Veach y Bernot 2011], resultado del efecto de dilución de las corrientes acuáticas

En la República Argentina se realiza en el 2012, el VII Congreso de Medio Ambiente en La Plata [Elorriaga y cols., 2012], apareciendo trabajos de farm-ecovigilancia en la Provincia de Córdoba en el rio Suquia [Valdés y cols., 2014].

Se detectaron fármacos en el río Suquía de la Provincia de Córdoba (Valdés y cols., 2014) ciprofloxacina, enalapril, estrona, dihidrotestosterona, oxcarbazepina, carbamazepina y diclofenac. Los investigadores tomaron muestras en cinco puntos del Suquia: La Calera (entre el dique San Roque y la Ciudad de Córdoba), Chacra de la Merced (inmediatamente después de Bajo Grande), Villa Corazón de María, Capilla de los Remedios y Rio Primero, a 70 Km de la planta depuradora. También recolectaron una muestra en el río Yuspe, en la zona serrana y tributaria del Suquia, un curso de agua pura. En este estudio se detecta que la principal fuente de contaminación es la Estación Depuradora de Aguas Residuales (EDAR) en Bajo Grande, ya que los IFA están presentes, sólo en los sitios que están aguas abajo de esta planta. La concentración más alta fue la de atenolol: 581 nanogramos por litro de agua en Villa Corazón de María. La concentración de este fármaco y del diclofenac iba decreciendo mientras las muestras se tomaban más lejos de Bajo Grande. No obstante 70 Km debajo de la EDAR en Rio Primero, los fármacos siguen presentes. El río no logra depurar estas sustancias. La investigación fue publicada en Science of the Total Environment, intervinieron científicos del Centro de investigaciones en Bioquimica Clinica e Inmunología (CIBICI), el Instituto de Diversidad y Ecología Animal (IDEA) y el Instituto de Ciencia y Tecnología de Alimentos Córdoba (ICYTAC).

Trabajos provenientes de Chile [Henriquez 2010], de Uruguay [Niell y cols. 2013], en aguas residuales de Montevideo. En este trabajo uruguayo se destaca la presencia de residuos de cafeína, nicotina paraxantina, teobromina, carbamazepina, ibuprofeno y acetaminofeno (Niell).

Trabajos provenientes de Brasil: En el Río Atibaia de São Paulo (Brasil), se han realizado estudios para la determinación de 15 contaminantes emergentes en aguas superficiales: acetoaminofenol, ácido salicílico, diclofenac, ibuprofeno, cafeína, 17 β-estradiol, estrona, progesterona, 17 α etinilestradiol, levonorgestrel, dietilo, ftalato de dibutilo, 4-Octilfenol, 4-nonilfenol y bisfenol. [Montagner y Jardim 2011]

En el año 2012 una revisión de los riesgos potenciales de los contaminantes emergentes en el agua de los ríos, incluye el estudio de agua subterránea, este hallazgo también se dio, en diferentes países, en los que concluyeron que la carbamazepina era el fármaco más frecuentemente detectado, con un intervalo de valores máximos entre 40 y 570 ng/L. Mientras que en Suiza, Austria, Alemania, Japón, USA, Francia, Serbia y España, los antiinflamatorios y analgésicos son los más detectados tales como, Ibuprofeno, Diclofenac y Paracetamol.

Los antiinflamatorios Ibuprofeno [Buser y cols., 1999] y Naproxeno, también en aguas superficiales, así en un estudio comparativo que se publicó en 2013 mostró las mayores concentraciones en ríos de Reino Unido, Canadá y Japón a niveles de μg/L mientras que en otros países, de un total de catorce, no superaban los pg/L o ng/L, hecho que lo relacionaron a la diferente utilización de estos compuestos en cada país. En estos estudios además de presencia e identificación, se mide la carga contaminante y su asociación con los hábitos de consumo de cada población.

En 2016 se publicó una revisión sobre la presencia de los antibióticos en medios acuáticos de Europa, los autores citan que se han detectado en influentes y efluentes de estaciones depuradoras de aguas residuales (EDAR), ríos, aguas subterráneas y aguas de bebida; dependiendo de la clase de antibiótico y la matriz medio ambiental, las concentraciones iban desde ng/L a varios μg/L. En Suiza, Austria, Alemania, Japón, USA, Francia, Serbia y España.

Presencia e identificación en aguas superficiales, en aguas subterráneas y en el agua de bebida, las quinolonas, sulfonamidas y el trimetroprima son los antibióticos principalmente analizados y detectados, debido a su importancia en medicina humana y veterinaria y a su persistencia en el medio acuoso. Por ejemplo, algunas fluoroquinolonas se excretan hasta en un 70% sin metabolizar y este hecho, se podría relacionar con la aparición de resistencia microbiana; esta familia de antibióticos tiene una alta afinidad por el suelo, los lodos, y los sedimentos y una vida media que va desde 10,6 días en aguas superficiales hasta 580 días en los suelos.

En las aguas de bebida se encontraron muy bajas concentraciones de estos compuestos farmacológicos, lo que es un dato tranquilizador; si bien en el sistema de agua potable de Lisboa, se cuantificaron muestras de agua recolectadas desde el sistema de suministro EPAL (Empresa Portuguesa das Águas Livres S.A.) encontrándose los siguientes analitos: carbamazepina, atenolol, sulfadiazina, sulfametazina, sulfapiridina, sulfametoxazol, paracetamol, cafeína y eritromicina. Presencia en agua potable.

A principios de 2017 se ha publicado un estudio bibliográfico sobre tres compuestos: un antiinflamatorio el Diclofenac, y dos hormonas, una natural, 17-beta-Estradiol, y otra de síntesis, 17-alfa-Etinilestradiol; el trabajo ha recopilado y analizado la información publicada durante veinte años, concretamente desde 1995 hasta 2015, y estudia tanto las fuentes de contaminación como los métodos de monitorización y de control en todos los países europeos. Estos estudios establecen la necesidad de construir una lista de fármacos que requieren un seguimiento por su potencial riesgo para el medio acuático. [Comisión Europea].

De la bibliografía analizada han seleccionado 1.268 publicaciones, y han visto que entre los países europeos que estudiaban la contaminación de medios acuáticos, España había publicado el mayor número de trabajos, un 19.2% (concretamente 285 publicaciones), seguida de Alemania, con un 16.3% y luego Reino Unido, con un 12%. El resto de países no superaron el 10% de publicaciones cada uno.

La evaluación de la capacidad de los EDAR de eliminar los fármacos muestra que se eliminaban entre un 25 y un 40% de Diclofenac y que la concentración media en los efluentes se situaba entre 0.002 y 2,5 µg/L; la eliminación de las hormonas era mayor, del orden del 85% o superior, así sólo quedaban en los efluentes nanogramos por litro.

El problema de la fármaco-contaminación es asumido como un problema del continente europeo, a pesar de que la presencia de los contaminantes emergentes en el entorno no es nueva, sus efectos en la salud humana y el medio ambiente son de reciente estudio, a diferencia con el viejo continente en la mayoría de países de Latinoamérica no existe aún la normativa legal adecuada que los regule.

En Europa la Directiva del Parlamento (realizada en 2013) amplió la lista hasta 45 sustancias prioritarias de las cuales 21 son identificadas como peligrosas; lo que refuerza la necesidad de buscar nuevas alternativas para la detección y eliminación correcta de estas sustancias en las plantas de tratamiento tanto de agua potable como de aguas residuales.

Esto justifica la necesidad de construir conocimientos sobre los contaminantes emergentes para reducir su impacto ambiental, en el medio ambiente acuático , y la necesidad de eliminarlos del agua , lo que motiva la utilización de diversos tratamientos no convencionales ,que deberían ser aplicados por las Estaciones Depuradoras de Líquidos cloacales [Rivera Utrilla y cols., 2013; Gaffney y cols., 2014]. Las investigaciones de farm-ecovigilancia además de aportar información de carácter cinético: presencia, persistencia, concentración, avanzan a los datos farmacodinámicos mostrando modificaciones en la biota de los eco-sistemas, pertenecientes a las especies animal y vegetal.

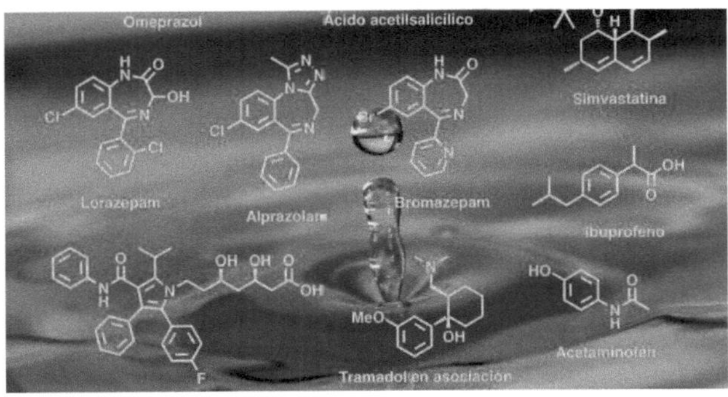


Figura 3 Estructuras químicas de algunos fármacos detectados en aguas residuales (Fuente: https://www.tecnoaqua.es)

**2.4 Bibliografía**

Aznar R, Albero B, Sánchez-Brunete C, Miguel E, Martín-Girela I, Tadeo JL. (2016). Simultaneous determination of multiclass emerging contaminants in aquatic plants by ultrasound-assisted matrix solid-phase dispersion and GC-MS. Environ Sci Pollut 9, 7911-7920

Aherne GW. y Briggs R. (1989). The relevance of de presence of certain synthetic steroids in the aquatic environment. J Pharm Pharmacol 41, 735.

Barceló, D y López, M J. (2007). Contaminación y calidad química del agua: el problema de los contaminantes emergentes. Panel Científico- Técnico de seguimiento de la política de aguas. Instituto de Investigaciones Químicas y Ambientales-CSIC. Barcelona

Barceló D. (2008). Consejo Superior de Investigaciones Científicas (Spain), editores. Aguas continentales. Madrid: Consejo Superior de Investigaciones Científicas; 276 p. (Informes CSIS).

Barragán J.M. (2011). "Capítulo 13. Litorales". Montes, C. (Coord.) Evaluación de los Ecosistemas del Milenio de España. Universidad Autónoma de Madrid, Madrid, pp. 673- 739.

Bound J.P., K. Kitsou y N. Vouvoulis. (2006). Household disposal of pharmaceuticals and perception of the risk to the environment. Environmental Toxicology and Pharmacology 21, 301-307.

Buser H.; Poiger T. y Müller M. (1999). Occurrence and environmental behavior of the chiral pharmaceutical drug ibuprofen in surface waters and in wastewater. Environ. Sci. Technol. 33, (15), 2529-2535.

Carrión Cruz DA. (2016). El tratamiento de aguas residuales y su influencia en el derecho a un ambiente sano de los ciudadanos que habitan en el entorno del rio Machángara al sur del Distrito Metropolitano de Quito en el año 2014. [B.S. thesis]. Quito: UCE.

Celiz MD., Tso J., Aga DS. (2009). Pharmaceutical metabolites in the environment: analytical challenges and ecological risks. Environ Toxicol Chem 28, 2473-2484.

Dang H., Zhang X., Song L., Chang Y., Yang G. (2007). Molecular determination of oxytetracycline-resistant bacteria and their resistance genes from mariculture environments of China. En: Journal of applied microbiology 103 (6), 2580-2592.

Daughton CG. (2008). Pharmaceuticals as environmental pollutants: the ramifications for human exposure. Internat Encyclopedia Public Health 5, 66-102.

Delgado de Bravo, M. Ambiente y Calidad de vida: una respuesta a los problemas de las metrópolis latinoamericanas, Buenos Aires (1996). 55-Diccionario de la Real Academia Española (Vigésima Segunda Edición).

Dhillon G.S., Kaur S., Pilicharla R., Kaur Brar S., Cledon M., Verma M., Surampalli R.Y. (2015). Triclosan: Current Status, Occurrence, Environmental Risks and Bioaccumulation Potential. Int. J. Environ. Res. Public Health, 12, 5657-5684.

Díaz-Cruz M.S., López de Alda M.J., Barcelo D. (2003). Environmental behavior and analysis of veterinary and human drugs in soils, sediments and sludge. Trends in Analytical Chemistry, 22 (6), 340-351.

Di Pace M. Sustainable cities: urbanization and the environment in the international Perspective – Cap. 8 "Latin America" Westview Press – N. York – 1992.

Duran, R. La Argentina ambiental, Buenos Aires .1995

EEA (European Environment Agency), (2010). Pharmaceuticals in the environment. Results of an EEA workshop. EEA Technical Report No1, 20 pp.

Elorriaga Y., Marino D., Carriquiriborde P., y Ronco A. (2012). Contaminantes Emergentes: Productos farmaceuticos en el medio ambiente. VII Congreso de medio Ambiente. La Plata, Argentina.Disponible desde internet en: http://congresos.unlp.edu.ar/index.php

Emblidge J.P. y M.E. DeLorenze. (2006). Preliminary Risk Assessment of the lipid-regulating pharmaceutical clofibric acid, for three estuarine species. Environmental Research 100, 216-226.

Fatta-Kassinos D., Meric S., y Nicolaou A. (2011). Pharmaceutical residues in environmental waters and wastewater: current state of knowledge and future research. Anal Bioanal Chem 399, 251-275.

Fent K., Weston A. y Caminada D. (2006). Ecotoxicology of human pharmaceuticals. Aquat Toxicol. 76, 122-59.

Ferrari B., Paxeus N., Lo Giudice R., Pollio A., Garric J. (2003). Ecotoxicological impact of pharmaceuticals found in treated wastewaters: study of carbamazepine, clofibric acid, and diclofenac. Ecotoxicol. Environ. Safe. 55(3), 359-370.

Ginebreda A., Muñoz I., López de Alda M., Brix R., Lopez Doval J., Barcelo D. (2010). Environmental risk assessment of pharmaceuticals in rivers: relationships between hazard indexes and aquatic macroinvertebrate diversity indexes in the Llobregat River (NE Spain). Environ Internat 36, 153-162

Gaffney V de J., Cardoso VV., Rodrigues A., Ferreira E., Benoliel MJ. y Almeida CM. (2014). Analysis of pharmaceutical compounds in water by SPE-UPLC-ESI-MS/MS. Quím Nova. 37(1),138–149.

García-Gómez C.; Gortáres-Moroyoqui P., Drogui P. (2011). Contaminantes emergentes: efectos y tratamientos de remoción Química Viva 10 (2), 96-105.

Gómez M. (2006). Determination of pharmaceuticals of various therapeutic classes by solid-phase extraction and liquid chromatography-tandem mass spectrometry analysis in hospital effluent wastewaters. En: Journal of Chromatography. A. 1114 (2), 224-233.

Guía para la evaluación del impacto medioambiental de los medicamentos de uso humano de la EMA (2006) (EMEA/CHMP/SWP/4447/00 corr1) Accedido el 4 de noviembre de 2016.

Hernando M.D., Mezcua M., Fernández-Alba A.R., y Barceló D. (2006). Environmental risk assessment of pharmaceutical residues in wastewater effluents, surface waters and sediments. Talanta 69, 334-342.

Henríquez D. (2010). Presencia de contaminantes emergentes en aguas y su impacto en el ecosistema. Estudio de caso: productos farmacéuticos en la cuenca del río Biobío, región del Biobío, Chile. Tesis, Santiago de Chile.

Jjemba PK. (2006). Excretion and ecotoxicity of pharmaceutical and personal care products in the environment. Ecotoxicol Environ Saf 63, 113-130.

Jiménez, C. (2011). Contaminantes orgánicos emergentes en el ambiente: productos farmacéuticos. En: Rev. Lasallista Investig. 8 (2), 143-153.

Montagner CC. y Jardim WF. (2011). Spatial and seasonal variations of pharmaceuticals and endocrine disruptors in the Atibaia River, São Paulo State (Brazil). J Braz Chem Soc. 22(8), 1452–1462.

Niell S., Colazzo M., Besil N., Cesio V. y Heinzen H. Evaluación preliminar de la ocurrencia de contaminantes emergentes en aguas residuales de Montevideo, Uruguay. En: VII Congreso de Medio Ambiente [Internet]. 2013 [citado 8 de julio de 2016]. Disponible en: http://sedici.unlp.edu.ar/handle/10915/26665

Kümmerer K. (2001). Drugs in the environment: emission of drugs, diagnostic aids and disinfectants into wastewater by hospitals in relation to other sources da review. En: Chemosphere. 45, 957-969.

Kümmerer K. (2004). Resistance in the environment. Journal of Antimicrobial Chemotherapy 54, 311–320.

Kümmerer K. (2009). The presence of pharmaceuticals in the environment due to human use present knowledge and future challenges. Journal of Environmental Management 90, 2354-2366.

Rapport D., Hildén M., Weppling K., (2000). Restoring the health of the earth's ecosystems: A new challenge for the earth sciences. Episodes, 23(1), 12-19.

Richardson S. (2009). Water analysis: emerging contaminants and current issues. Anal. Chem. 81(12), 4645-4677.

Rivera-Utrilla J., Sánchez-Polo M., Ferro-García MA., Prados-Joya G. y Ocampo Perz R. (2013). Pharmaceuticals as emerging contaminants and their removal from water. A review. Chemosphere 93, 1268-1287.

Roig B. (Editor) (2010). Pharmaceuticals in the environment: current knowledge and need assessment to reduce presence and impact. IWA Publishing, London

Sanderson H., Johnson DJ., Wilson CJ., Brain RA. Y Salomón KR. (2003). Probabilistic Hazard assessment of environmentally occurring pharmaceuticals toxicity to fish, daphnids and algae by ECOSAR screening Toxicology Letters 144(3), 383-9.

Sole M., Lopez de Alda MJ., Castillo M., Porte C., Ladegaard-Pedersen K. y Barceló D. (2000). Estrogenicity determination in sewage treatment plants and surface wáters from. The Catalonian área (NE Spain). Environt Sci Technol 34, 5076-5083.

Stuart M., Lapworth D., Crane E., y Hart A. (2012). Review of risk from potential emerging contaminants in UK groundwater. Sci Total Environ., 416, 1-21.

Sui Q., Cao X., Lu S., Zhao W., Qiu Z., y Yu G. (2015). Occurrence, sources and fate of pharmaceuticals and personal care products in the groundwater: A review. Emerging Contaminants 1, 14-24

Teijon G., Candela L., Tamoh K., Molina Díaz A. y Fernández-Alba A.R. (2010). Occurrence of emerging contaminants, priority substances (2008/105/CE) and heavy metals in treated wastewater and groundwater at Depurbaix. Science of the Total Environment 408, 3584- 3595.

Valdés ME., Amé MV., Bistoni MDLA., Wunderlin DA. (2014). Occurrence and bioaccumulation of pharmaceuticals in a fish species inhabiting the Suquía River basin (Córdoba, Argentina). Sci Total Environ. 472, 389-396.

Veach AM. y Bernot MJ. (2011). Temporal variation of pharmaceuticals in an urban and agriculturally influenced stream. Sc Total Environ 409, 4553-4563.

Wang J. y Wang S. (2016). Removal of pharmaceuticals and personal care products (PPCPs) from wastewater: A review.. Journal of Environmental Management 182, 620-640.

Watkinson A.J., Murbyd E.J., Kolpine D.W., Costanzo S.D. (2009). The occurrence of antibiotics in an urban water shed: From waste water to drinking water. En: Sci Total Environ. 407. 2711-2723.

# Capítulo 3

## Capacidad de Resiliencia de un Eco-sistema de Agua Dulce

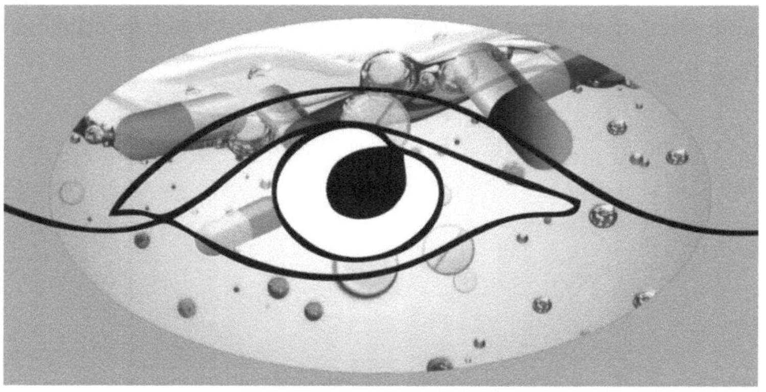

*3.1 Depuración en las corrientes de agua dulce.*
*3.2 Zonas en una corriente que se autodepura*
*3.3 Papel del oxígeno en la autodepuración*
*3.4 Parámetros para medir la Autodepuración*
*3.5 Autodepuración de contaminantes emergentes*
*3.6 Bibliografía*

**3.1 Depuración en las corrientes de agua dulce.**

La autodepuración es la capacidad natural de resiliencia de un curso de agua, frente a un proceso de contaminación, de recuperación de las condiciones fisicoquímicas y biológicas previas al vertido. Los contaminantes son diluidos en la masa de agua y transformados progresivamente mediante descomposiciones bioquímicas a otras formas más estables.

Desde hace tiempo se había observado que un río contaminado por aguas residuales recupera progresivamente su pureza inicial aguas abajo del punto de descarga, sin necesidad de intervención humana alguna. Esta providencial recuperación del medio natural, que durante largo tiempo pareció compleja y misteriosa, ha sido objeto de múltiples estudios tendientes en primer lugar a comprenderla, evaluarla y utilizarla al máximo.

Los primeros estudios mostraron que la autodepuración es un complejo fenómeno natural, que se da en los medios acuáticos, atribuible fundamentalmente a un elevado número de microorganismos de distintas especies (tanto de origen animal como vegetal), que utilizan y mineralizan las sustancias orgánicas aportadas por los vertidos.

La temperatura influye sobre la biodegradabilidad de los compuestos orgánicos, en tanto afecta los procesos biológicos de los microorganismos presentes en el medio, también influye pH, salinidad, etc.


*Tipos de procesos que intervienen en la autodepuración* [Margalef 1999]

En conjunto, la autodepuración se lleva a cabo por una serie de procesos físicos, químicos y biológicos que se encuentran estrechamente relacionados entre sí y en mutua dependencia.

-Los procesos físicos más característicos en la autodepuración son la radiación solar, sedimentación y reaireación. La sedimentación provoca, por su acción directa, que una fracción importante de materia en suspensión se deposite en el fondo del cauce, hecho que se produce generalmente cuando la velocidad de la corriente disminuye hasta valores inferiores a 20 cm/s, formándose lo que se conoce con el nombre de bancos de lodo; su degradación posterior, es muy diferente a la que experimenta la fracción que permanece en suspensión.

-Procesos químicos oxidación, cuando están presentes en el medio acuático, ciertas sustancias reductoras disueltas de naturaleza inorgánica, tales como sulfitos, nitritos, sales ferrosas, etc., consumiendo el oxígeno disuelto con mayor celeridad que aquellas otras de carácter orgánico.

-Procesos biológicos, de elevada complejidad, dan lugar a la degradación de la materia orgánica, sea en estado sólido, disuelto o coloidal. Esta degradación corre a cargo de los microorganismos presentes en el agua según reacciones que dependen de las condiciones del medio (temperatura, concentración de oxígeno disuelto, profundidad de la corriente, etc.).

Existen dos posibilidades de degradación de la materia orgánica por microorganismos:

a) Cuando hay disponibilidad de oxígeno disuelto -**medio aerobio**-, estos seres vivientes consumen una cierta cantidad de este elemento para oxidar y descomponer las moléculas orgánicas en fragmentos cada vez más simples hasta llegar a una completa mineralización (transformación heterótrofa), dando sustancias inocuas tales como agua, dióxido de carbono, nitratos, fosfatos, etc., y generando su propia materia viva.

Esta **degradación aerobica** se puede esquematizar como sigue:

materia orgánica + oxígeno + masa de microorganismos = mayor masa de microorganismos + subproducto + energía

b) Si la concentración de oxígeno disuelto es nula o muy pequeña -**medio anaerobio**-, la descomposición da lugar a productos diferentes tales como metano, amoníaco, ácido sulfhídrico, mercaptanos, etc, cuya aparición comporta una serie de fenómenos indeseables, destacando entre ellos olor nauseabundo, corrosión y toxicidad. La <u>degradación anaeróbia</u> se Ileva a cabo en dos fases según el esquema siguiente:

materia orgánica + masa de microorganismos = mayor masa de microorganismos + productos intermedios {ácidos orgánicos, alcoholes, etc.) + energía +productos intermedios + masa de microorganismos = mayor masa de microorganismos + subproductos

No obstante, la división entre procesos aerobios y anaerobios no puede ser tan estricta como hemos reseñado, puesto que existe un gran número de bacterias que viven indistintamente en uno u otro medio, e incluso algunos microorganismos típicamente aerobios y anaerobios en ciertas circunstancias pueden adaptarse a la vida en el medio contrario.

Entendiendo estas dos formas de degradación de la materia orgánica, como un primer paso a cubrir en el ciclo vital de todo medio, es necesario conocer cómo se puede retornar a nueva materia orgánica inanimada a partir de los productos obtenidos tanto por transformación heterótrofa como la que tiene lugar en un medio anaerobio. Así, ciertas bacterias y algas clorofiladas consumen las sustancias minerales obtenidas como subproductos de la degradación aerobia para sintetizar su propia materia viva, a la vez que se libera oxígeno. Estos organismos van a servir de alimento a protozoos (Flagelados, Infusorios) y metazoos (Crustáceos y Moluscos). En un siguiente paso, estos pequeños animales pueden ser presa de organismos superiores, incluso peces, si el medio los contiene. Finalmente, cuando estos mueren, sus cadáveres se descomponen por acción bacteriana, volviéndose a mineralizar la materia orgánica para cerrar el ciclo.

Por todo lo anterior, es conveniente insistir en que la autodepuración de una corriente no consiste solamente en la destrucción de la materia orgánica inanimada hasta su mineralización, sino que éste es sólo un paso intermedio que permite generar nueva materia viva.

## 3.2 Zonas en una corriente que se autodepura [Nebel y Wright 1999]

Desde el punto en que una corriente de agua recibe un vertido importante cargado principalmente de materia orgánica, hasta que, aguas abajo del mismo, recobra las condiciones de pureza iniciales merced a la autodepuración, se distinguen cuatro zonas de distinto grado de contaminación. La amplitud y definición de estas zonas dependerá fundamentalmente de los caudales de la corriente y del vertido, de su contenido en oxígeno, y de la cantidad de materia orgánica presente.

Según el ya clásico sistema de los «Saprobios», de acuerdo con el predominio de unas y otras especies, se distinguen las siguientes zonas: Polisaprobia, Mesosaprobia, Mesosaprobia y Oligosaprobia. https://riopesqueria.wordpress.com/2014/05/01/los-organismos-indican-la-calidad-del-agua-streblekrauter/]

La saprobiedad es un estado de la calidad del agua, respecto al contenido de materia orgánica degradable que se refleja en la composición de las especies de la comunidad. Es la expresión biológica de la DBO.

a) Zona Polisaprobia: Comienza en el punto de vertido de las aguas usadas, siendo zona de degradación y descomposición activa.

-Aspecto: se caracteriza por presentar signos visibles de contaminación, pues la concentración de oxígeno disuelto disminuye progresivamente e incluso puede llegar a ser nula. Las aguas tienen aspecto sucio con sólidos en suspensión, turbidez, etc. siendo no aptas para el desarrollo de la vida superior, cuyas formas se sustituyen paulatinamente por otras inferiores.

-Vigor: Cuando la concentración de oxígeno disuelto desciende por debajo del 45 por 100 de la de saturación, los peces mueren por asfixia. Los metazoos son escasos, pero se encuentran algunos rotíferos y larvas de diversos insectos (géneros Eristalis y Psychoda). El número de bacterias es muy elevado (1-10 millones/ml, siendo frecuente encontrar bacterias filamentosas como: *Sphaerotilus natans, Leptomitus lacteus, Beggiatoa alba,* etc., que forman largos filamentos coposos adheridos a veces a las paredes del cauce, a los materiales del fondo, o a cualquier otro objeto, especialmente a los tallos y piedras de las orillas. En esta zona las aguas contienen sustancias orgánicas tales como hidratos de carbono, aminoácidos, etc., procedentes de la degradación parcial de la materia orgánica, sobre todo si ésta es de origen urbano. También se encuentra monóxido de carbono libre y SH, procedentes de la descomposición biológica de las proteínas o de la reducción de los sulfatos.

b) Zona Mesosaprobia.:

-Aspecto: En esta zona se inicia la recuperación de la corriente de agua. Los lodos depositados en el fondo no son negruzcos como en la zona polisaprobia, debido a que la descomposición de la materia orgánica se realiza preferentemente por vía aerobia y no se producen grandes cantidades de ácido sulfhídrico. Su color suele ser verde debido a la presencia de algas cianoficeas, y en estos sedimentos se desarrollan diversas poblaciones como larvas de insectos, moluscos y gusanos (anélidos, poliquetos, tubifex, etc.).

Vigor: Las características son muy semejantes a las de las aguas de alcantarillado diluidas; siguen produciéndose fenómenos de oxidación de la materia orgánica y el contenido de oxígeno disuelto aumenta gradualmente. El número de bacterias -que oscila entre 105 y 106 por ml- disminuye respecto a la zona anterior, mientras que el de protozoos, rotíferos y crustáceos aumenta progresivamente. Se pueden dar algunas especies de peces que toleran amplios intervalos de la concentración de oxígeno (Ciprínidos, etc.). Los organismos más característicos en esta zona son entre otros, Cianofíceas (*Oscillatoria tenuis*, Dípteros (larvas de Quironómidos, etc., abundando también los hongos Fusarium).

Otra peculiar característica es la gran variación del contenido de oxígeno disuelto que tiene lugar durante el día. Con la presencia de la luz solar los diversos organismos verdes que en esta zona habitan son capaces de realizar la función clorofílica, liberando oxígeno en el proceso y como consecuencia aumentando su concentración en el medio. En ausencia de luz cesa la fotosíntesis y como es obvia la producción de oxígeno, la demanda de este aumento sigue siendo alta puesto que es necesario oxidar la gran cantidad de materia orgánica todavía existente y satisfacer los requerimientos respiratorios de la flora y la fauna acuáticas. Tal demanda puede Ilegar hasta anular el contenido de oxígeno disuelto.

c) Zona Mesosaprobia

Aspecto: la recuperación de las corrientes de agua está en marcha, la descomposición de la materia orgánica se realiza preferentemente por vía aeróbica, el agua va tornándose limpia.

Vigor:-Se caracteriza por una acusada mineralización estando muy avanzada la recuperación del río. EI número de bacterias disminuye hasta valores de $10°$ a 105 por ml apareciendo las nitrificantes. La presencia de carbonatos y nitratos da lugar al desarrollo de algunas algas entre las que destacan, aparte las ya citadas, Clorofíceas y Diatomeas. Debido a la actividad de estas algas se alcanza una elevada concentración de oxígeno disuelto. Además de esta microflora, se desarrolla también una gran variedad de microfauna, destacándose como más significativos pequeños crustáceos, moluscos bivalvos y larvas de insectos. La presencia de una mayor cantidad de especies piscícolas es indicativa del grado de recuperación alcanzado.

 d) Zona Oligosaprobia

-Aspecto: En esta zona la contaminación ha desaparecido y el río recupera el aspecto y características de aguas limpias que pudo tener anteriormente.

-Vigor. En ella se completa la mineralización de la materia orgánica que está presente en el agua de un modo natural, y que proviene principalmente de las actividades metabólicas de la fauna y de la flora así como de la descomposición de las especies muertas. Hay pocas bacterias (de cien a mil por ml) y la concentración de oxígeno disuelto está próxima a la saturación. Las especies vegetales y animales son muy abundantes y variados a la vez que muy sensibles al exceso de materia orgánica, indicando con su presencia una buena autodepuración. Entre ellas tenemos Clorofíceas, ciertos musgos (Fontinalis, Planarias, Crustáceos Gammarus, Moluscos Ancylusl), a la vez que gran cantidad de Artrópodos larvarios que sirven de alimento a los peces.

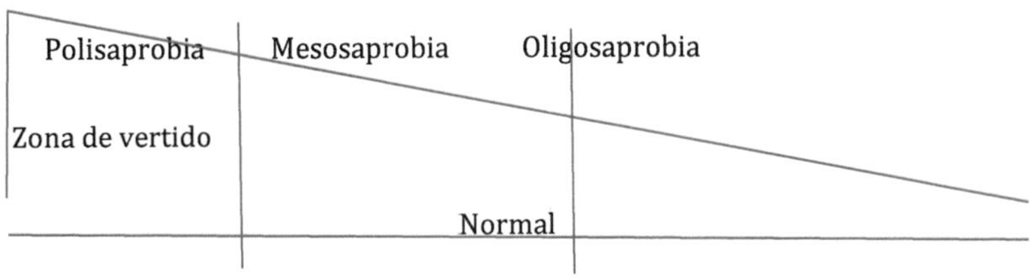


La amplitud depende del caudal

**Figura 4** Zonas con distintos grados de contaminación


## 3.3 Papel del oxígeno en la autodepuración [Odu 1971]

Como consecuencia directa de todo lo anterior, y de una forma general, puede decirse que el oxígeno es el elemento clave de la autodepuración, hasta tal punto que una evaluación cuantitativa del contenido de este elemento en un curso de agua, es sinónimo de una descripción completa de la evolución de su proceso autodepurador.

EI contenido de oxígeno en un momento dado se establece mediante el balance entre aquellos procesos que implican un aporte de este elemento (re aireación y fotosíntesis) y los que provocan una disminución de él (biodegradación y respiración).

Este balance puede expresarse por:

$O = A+F-Q-B$

Siendo

- O= velocidad de variación del contenido de oxígeno disuelto.

- A= velocidad de transferencia de oxígeno a través de la superficie interfacial aire-agua.

- F= velocidad de producción de oxígeno por fotosíntesis.

- Q = velocidad de consumo de oxígeno por acción química.

-B= velocidad de consumo de oxígeno por procesos bioquímicos.

Esta velocidad de consumo puede considerarse como suma de las correspondientes a la biodegradación en el seno del agua y en los lodos de los fondos, y a la respiración de los seres vivos. La unidad correspondiente a todos los parámetros puede ser g de $O/m^3$. h.

Si en algún momento la velocidad de consumo es mayor que las de aporte y producción, la vida en el agua sería imposible para los organismos vivos, excepto para aquellos que sean capaces de desarrollarse en condiciones anaerobias. Afortunadamente, la fotosíntesis de la materia vegetal acuática proporciona importantes cantidades de oxígeno y por otra parte, según la concentración de dicho elemento se aleje más de su valor de saturación, el agua se oxigena por re aireación desde la atmósfera con mayor velocidad, dado que la fuerza impulsora del fenómeno es precisamente la diferencia entre las concentraciones de oxígeno en el agua en cada instante y la correspondiente a la saturación.

*-Factores que afectan a la concentración de oxígeno disuelto*

Los sistemas acuáticos son altamente sensibles a todos aquellos fenómenos que impliquen una disminución de la cantidad de oxígeno presente en los mismos, dada la baja solubilidad de este elemento en el agua. Además de la indiscutible incidencia, que sobre el contenido en oxígeno, va a tener la existencia en mayor proporción de la materia orgánica biodegradable, hay que considerar otros factores de marcada influencia.

La tabla N°1 siguiente presenta los valores de la concentración de oxígeno en agua exenta de sales disueltas a 1 atmósfera de presión y diferentes temperaturas:

**Tabla N° 1** Valores de la concentración de oxígeno en agua

| Temperatura (°C) | Oxígeno disuelto (mg/L) |
|---|---|
| 0 | 14,6 |
| 5 | 12,8 |
| 10 | 11,3 |
| 15 | 10,1 |
| 20 | 9,1 |
| 25 | 8,3 |
| 30 | 7 |

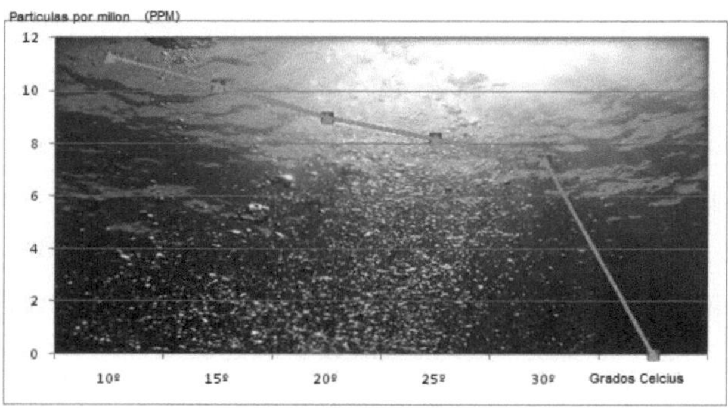



**Figura 5** Concentración de Oxígeno (Fuente: https://www.tecnoaqua.es)

Como puede observarse, el aumento de la temperatura tiene una influencia desfavorable sobre la solubilidad del gas en el líquido; pero además, la cantidad de oxígeno consumido por un buen número de especies vivas aumenta con la temperatura.

Otro de los factores que influye negativamente sobre la solubilidad es el contenido salino del agua.

La contaminación química puede generar disminución del oxígeno disuelto. La existencia de ciertas sustancias tales como detergentes, hidrocarburos, dan lugar a suspensiones coloidales, colorantes, etc. puede afectar sensiblemente a la concentración de oxígeno disuelto; bien por situarse en la interfase aire-agua, lo que es observable en el caso de espumas y películas de grasa, impidiendo el proceso de absorción del gas en el líquido; bien impidiendo la entrada de luz al seno del medio y dificultando la realización de la función clorofílica por las plantas verdes en él existentes, acción que puede ser causada también por aquellas sustancias que producen turbidez o aportan color.

Existen productos particularmente tóxicos (fenoles, metales pesados, etc.) que pueden ocasionar si se alcanzan determinadas concentraciones -dosis letal- la muerte de algunas de las especies vivas, con el consiguiente aumento de la carga orgánica y disminución de la cantidad de oxígeno producido por fotosíntesis, a la vez que aminoran la capacidad de autodepuración del sistema por afectar a los microorganismos aerobios encargados de realizarla.

Las sustancias que producen variación del pH pueden alterar la marcha de gran parte de los procesos que tienen que ver con el contenido de oxígeno disuelto.

*Evolución del contenido de oxígeno en la corriente que se autodepura*

Tal y como se ha descrito, el contenido de oxígeno en un punto determinado de una corriente se obtiene por establecimiento de un balance entre las actividades consumidoras y las que implican un aporte de este elemento al agua. Si se representa gráficamente el perfil longitudinal de oxígeno disuelto en agua de un río aguas abajo de un punto de contaminación, se obtiene generalmente una curva que presenta una forma característica llamada «curva de depresión de oxígeno» o «curva de saco» (Figura 6).

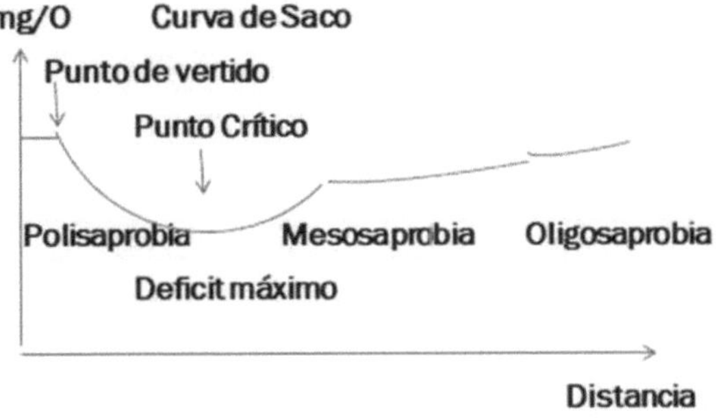


Figura 6 Curva de depresión de oxígeno o curva de saco

EI punto crítico donde se alcanza el déficit más acusado de oxígeno (o la concentración más baja) está situado a una distancia variable del punto de vertido, con arreglo a los parámetros que acabamos de citar. Esta concentración puede Ilegar a anularse en un tramo más o menos largo, en casos de contaminación orgánica importante, dominando entonces condiciones típicamente anaerobias, constatándose así que los claros efectos de esta impurificación (olores nauseabundos, aspectos desagradables, etc.) no se dejan sentir plenamente hasta una cierta distancia aguas abajo del punto de vertido, debido al arrastre de estos materiales por la corriente y al tiempo requerido para las reacciones de biodegradación.

Se han multiplicado los trabajos de investigación encaminados a la determinación del poder autodepurador, de las corrientes de agua frente a los vertidos contaminantes.

Entra la Carga Contaminante

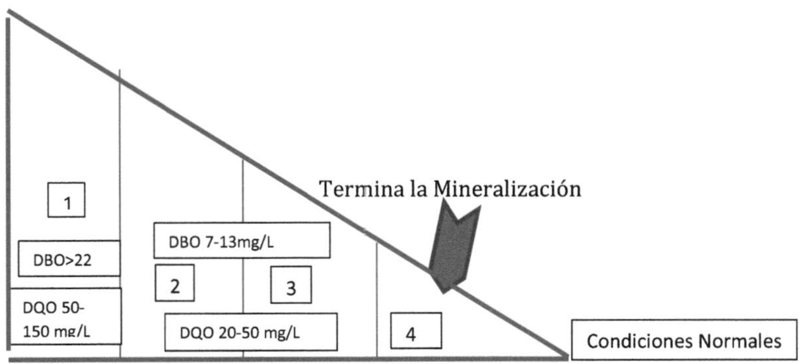


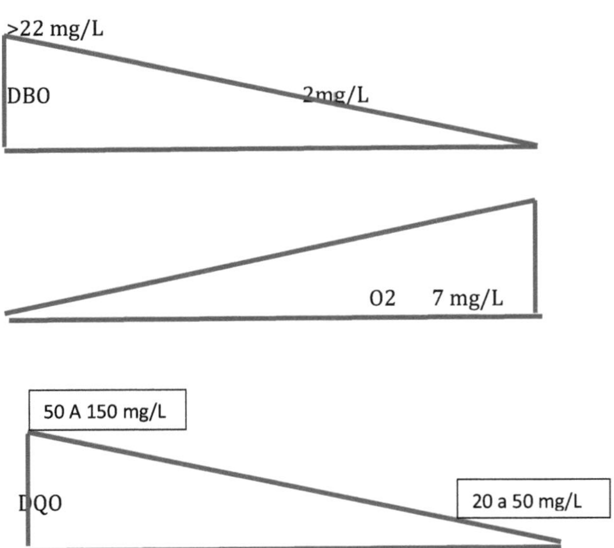


**Figura 7** Evolución de una corriente que se autodepura

### 3.4 Parámetros para medir la Autodepuración

### Demanda Biológica de Oxígeno (DBO)

La demanda biológica de oxígeno, también denominada demanda bioquímica de oxígeno, (DBO), es una medida de valoración de la cantidad de materia orgánica que se encuentra en un cuerpo de agua, es un parámetro que mide la cantidad de materia susceptible de ser consumida u oxidada por medios biológicos que contiene una muestra líquida, y se utiliza para determinar su grado de contaminación.

Mide la cantidad de oxígeno que se consume por acción de los microorganismos aeróbicos presentes en el agua (degradación por microorganismos) Normalmente se emplea la DBO5, que mide el oxígeno consumido por los microorganismos en cinco días. Resulta el parámetro de contaminación orgánica más ampliamente empleado, se expresa en mg $O_2$/litro. Un valor elevado indica una gran presencia de materia orgánica en el agua.

El exceso de materia orgánica agota el oxígeno en el agua; bajo estas condiciones el agua tiene apariencia de color turbio, grisáceo y olores característicos de huevos podridos (ácido sulfhídrico). Este efecto causa una baja diversidad. El método mide la concentración de los contaminantes orgánicos y es aplicable en aguas superficiales continentales (ríos, lagos, acuíferos, etc.), aguas residuales o cualquier agua que pueda contener una cantidad apreciable de materia orgánica.

*El agua potable tiene una DBO₅ de 0,75 a 1,5 ppm de oxígeno, se considera que el agua está contaminada si la DBO₅ es mayor de 5 ppm.*

### Demanda Química de oxígeno

Se define este parámetro como la cantidad de Oxígeno requerido para oxidar la materia orgánica bajo condiciones específicas de un agente oxidante, temperatura y tiempo; Mide la cantidad de oxidante consumido durante el proceso de oxidación de todos los compuestos orgánicos presentes en agua. Permite determinar las condiciones de biodegradabilidad y el contenido de sustancias tóxicas, así como la eficiencia de las unidades de tratamiento. Su determinación permite además calcular las descargas de los efluentes domésticos e industriales sobre la calidad de las aguas de los cuerpos receptores.

La Demanda Química de Oxígeno(DQO): es la cantidad de oxígeno en mg/L consumido en la oxidación por agentes químicos, cualquiera que sea su origen, orgánico o mineral (hierro ferroso, nitritos, amoniaco, sulfuros, dicromato de potasio entre otros), de las sustancias reductoras que están presentes en el agua. Un valor elevado indica un agua con muchas sustancias oxidables; o sea, altamente contaminada.

La $DBO_5$ y la DQO han sido hasta ahora los dos parámetros de rutina para evaluar el consumo de oxígeno y la carga orgánica aunque hay otros que también complementan la información y cuyo análisis es aún más rápido: la demanda total de oxígeno (DTO, TOD en inglés) y el carbono orgánico total (COT, TOC).

## 3.5 Autodepuración de los Contaminantes emergentes

La autodepuración de los contaminantes emergentes como son antibióticos, pesticidas, medicamentos, hormonas, entre otros suponen un grave problema debido que muchos de ellos tienen una baja biodegradabilidad.

La baja biodegradabilidad de los contaminantes emergentes, explica la presencia de moléculas biológicamente activas persistentes, ellas son responsables de potenciales daños, que pueden generar una pérdida de la capacidad de un ecosistema hídrico, para lograr autodepurarse de la materia orgánica biodegradable.

**3.6 Bibliografía**

Margalef R. (1999). Ecología Omega. Barcelona.

Nebel B. y Wright R. (1999). Ciencia Ambientales: Ecología y Desarrollo Sustentable, México, Pearson Educación.

Odu E. (1971). Ecología, México, Nueva Editorial Interamericana, 3ra edición.

# Capítulo 4

## Farm-ecovigilancia

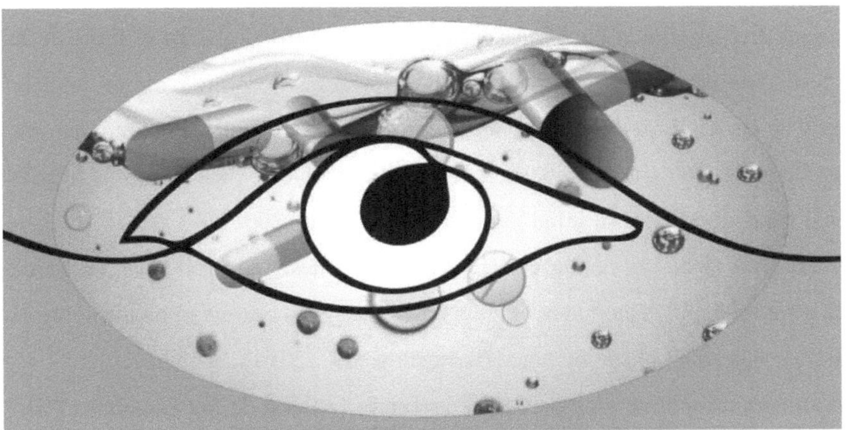

*4.1 Farm-ecovigilancia: Una Visión con enfoque Eco-sistémico*
*4.2 Objetivos de la Farm-ecovigilancia*
*4.3 Farm-ecovigilancia: área de estudio.*
*4.4 Farm-ecovigilancia: investigación no antropogénica*
*4.5 Calidad del Agua como indicador del estado del eco-sistema*
*4.6 Bibliografía*

## 4.1 Farm-ecovigilancia: Una Visión con Enfoque Eco-sistémico

El deterioro de los ecosistemas tiene implicaciones de gran alcance para la calidad de vida y salud humana. La forma tradicional en que se abordan los problemas de salud y ambiente deja de lado el hecho fundamental, de que la salud humana depende también, del estado de los eco-sistemas [Kummerer 2001; 2004; 2006; 2009].

El Enfoque Eco-sistémico en salud [Andrade y cols., 2011] aborda el tema de la salud desde una perspectiva integral, donde el ser humano forma parte de un eco-sistema y se encuentra en una continua interacción con el medio ambiente, en una relación, con la que puede modificar el medio ambiente, asi como el medio ambiente puede modificar su salud [Duncan 2001; Frangi 2000]

Esta interacción debe ser tenida en cuenta, como génesis de problemas de Salud Pública y para los planteamientos de intervenciones. El ser humano incide sobre la naturaleza y ella sobre el ser humano [Barragán y cols., 2010].

El pensamiento sistémico y en particular la Teoría General de los Sistemas (TGS) [Bertalanffy 1976] es el sustento teórico de los enfoques eco-sistémicos en salud humana o Ecosalud.

Entiende la teoría de los sistemas, la presencia de varios elementos interconectados que interactúan bajo ciertos límites [Mergler 2003; Mella 2017]). Varias ideas que se incluyen en el "paraguas del enfoque eco-sistémico" señalan que el mundo en el que vivimos puede ser entendido como un sistema auto-organizado, holárquico y abierto, que además impregna de incertidumbre a nuestro conocimiento [Waltner-Toews 2001].

En correspondencia con la Teoría General de los Sistemas, el enfoque de Ecosalud asume al ecosistema como un todo. Bajo este principio, se sostiene que la salud no es un fenómeno aislado de otros fenómenos de la naturaleza y de la sociedad, que se encuentra relacionado con los aspectos ambientales y sociales.

Se estudia la salud de los eco-sistemas [Rapport y cols. 1998; Rapport y cols., 2000], con una visión de prevención en salud humana, la que se logra con eco-sistemas estables, saludables, en base a una cultura de desarrollo sostenible [Delgado de Bravo 1996])

El enfoque eco-sistémico en salud, permite superar esquemas convencionales en las concepciones y prácticas de la Salud Pública, al incorporar la categoría ambiente en la génesis de los problemas de salud [Di Pace 1992; Duran 1995] y en los planteamientos de intervención, esto es, considerar al ambiente como un determinante de la salud humana, surgiendo así la noción de salud ambiental (OPS 2010).

El enfoque de ecosistemas y salud tiene la particularidad de haber desarrollado, al menos, dos abordajes, uno que habla de la Salud de los Ecosistemas y otro sobre el Enfoque Ecosistémico de la Salud Humana.


*Salud de los ecosistemas*

El abordaje de la salud de los ecosistemas ha sido interpretado por algunos investigadores, como una ciencia que integra las ciencias naturales, las ciencias sociales y las ciencias de la salud, concluyendo que presenta varias dimensiones y atributos [De Freitas y cols., 2007].

Este enfoque considera cuatro dimensiones:

La primera dimensión es biofísica que evalúa las estructuras y las funciones de los ecosistemas (ciclos de nutrientes, flujos de energía, y la diversidad de especies y hábitats, entre otros). Vigor, organización, capacidad de recuperación (resiliencia)

La dimensión socioeconómica pone énfasis en las diferencias en la productividad y capacidad de los ecosistemas y la valorización de los servicios para las poblaciones y sus repercusiones en las políticas económicas.

La dimensión de la salud humana que busca establecer un nexo causal entre el desequilibrio en el estado de salud de los ecosistemas, las enfermedades y los riesgos para la salud humana.

La dimensión espacio-temporal considera las diferentes respuestas a las múltiples formas de estrés ambiental que producen cambios complejos con un efecto acumulativo y/o sinérgico que puede poner en peligro la propia viabilidad de los ecosistemas a nivel local y/o global [De Freitas y cols., 2007].

Para este enfoque, la salud de los ecosistemas es la capacidad que se tiene para mantener la organización social y biológica y la habilidad por alcanzar los objetivos humanos de manera razonable y sustentable.

Al hablar de la salud de los ecosistemas, se hace referencia a que existen ecosistemas de la tierra que son insalubres cuando se han deteriorado las funciones, especialmente las que son vitales para el sostenimiento de la especie humana. A este fenómeno de "insalubridad" se le ha dado en llamar síndrome de distrés del ecosistema (EDS por sus siglas en inglés), que incluye a los ecosistemas acuáticos y terrestres. A más de éstos, se habla de distintos ecosistemas, por ejemplo, ecosistemas marinos, ecosistemas forestales, agroecosistemas, etc. [Rapport y cols., 1998].

Por el contrario, podemos afirmar que existe un ecosistema saludable cuando en las funciones biofísicas y socio-económicas hay organización (diversidad de la biota y sus interacciones) vigor (productividad, referido a la capacidad de los ecosistemas para mantener el crecimiento y reproducción de las plantas y animales), y resiliencia (capacidad de amortiguar las perturbaciones, capacidad de recuperación). A estas "funciones" los autores las denominan "dimensiones" o "elementos" que están interrelacionados de manera dinámica y compleja.

Varios estudios sobre resiliencia de sistemas eco-sociales, se han centrado en la capacidad de absorber choques y mantener sus funciones. También hay otro aspecto de la resiliencia, que se refiere a la capacidad de renovación, reorganización que es esencial para los procesos de la sostenibilidad.

En su esfuerzo por integrar las ciencias, el enfoque asume dos perspectivas que dialogan e interactúan en forma permanente:

-Una busca determinar cómo funcionan los ecosistemas naturales y artificiales, analizando las formas de funcionamiento con el uso de técnicas cuantitativas y cualitativas.

Otra perspectiva es la aplicación de estrategias transdisciplinarias, valorativas que evalúan la salud del ecosistema, pensando escenarios futuros derivados del comportamiento actual [Rapport y cols., 2000; De Freitas y cols., 2007; De Freitas 2009].

La Farm-ecoviglancia utiliza estas propuestas, para construir un marco teórico y metodológico con técnicas cuantitativas y cualitativas, que permitan detectar cambios en la estructura y funcionamiento de los ecosistemas los que podrían ser vinculados con la contaminación química urbana producida por los llamados Contaminantes Emergentes entre los que se encuentran los fármacos.

La humanidad es una gran fuerza en el cambio global y en la dinámica de los ecosistemas, desde las formas de ambientes locales hasta la biosfera como un todo. Al mismo tiempo, las sociedades humanas y las economías a nivel mundial están interconectadas y utilizan los servicios que brindan los ecosistemas e inciden sobre ellos.

El uso de los medicamentos en una sociedad, actividad realizada con fines diversos: científico, económico, terapéutico o político, involucra procesos que son potenciales fuentes de contaminación química farmacológica del medio ambientes natural terrestres o acuáticos, provocando cambios ecológicos, que comprometen la salud de los eco-sistemas naturales y por ende la salud humana.

El enfoque eco-salud, considera la actividad humana, como fuente principal de peligro ambiental [Novo 1996]; la investigación académica de los problemas ambientales no siempre visibiliza este vínculo entre mundo del trabajo-impacto ambiental- salud [Martin 1993].

La contaminación química urbana, del medio ambiente natural (tierra, agua), provocada por la práctica médica representa un peligro para la salud y la vida de poblaciones humanas, vegetales y animales; es un tipo de contaminación humana o antropogénica que se origina en las actividades sanitarias, que se desarrollan diariamente (Contaminantes Emergentes).

## 4.2 Farm-ecovigilancia: Objetivos

La ciencia Farmacológica, desde el momento que surgieron evidencias de la presencia de IFA en el medio ambiente natural, los que fueron incluidos dentro de los contaminantes emergentes, asume los objetivos de eco-salud e inicia trabajos de investigación (Farm-ecovigilancia).

Dentro de los objetivos de la farm-ecovigilancia se encuentran:

a) Identificación, cuantificación y evaluación de IFA en el ambiente natural Elaboración de sistemas de alerta.

a) Prevención de riesgos: efectos agudos y crónicos generados por la contaminación.

b) Incorporación de acciones para optimizar la efectividad y seguridad de los tratamientos farmacológicos, involucrando a todos los profesionales del medicamento (médicos, farmacéuticos, enfermeros, odontólogos) y otros agentes protagonistas de la cadena del medicamento (productores, distribuidores, autoridades sanitarias), en el uso seguro del mismo.

## 4.3 Áreas de Estudio

Farm- eco-vigilancia comprende estudios:

-Ambientales -No Antropocéntricos: estudia la presencia, el comportamiento y los efectos de los ingredientes farmacéuticos activos (IFA) en el medio ambiente natural, llegando así a un diagnóstico ambiental de contaminación química.

-Antropocéntricos: Estudio de efectos en la salud  en el ser humano expuesto, enfoque de salud pública.

Los resultados de la investigación impulsan acciones de docencia, con visión de prevención con valores centrales de conciencia, moderación, respeto. Estos valores representan el paso de un paradigma antropocéntico (naturaleza como recurso y basurero) a uno biocéntrico (vida en todas sus manifestaciones).

Este nuevo paradigma promueve la eco-eficiencia en las acciones humanas, para el logro de un eco-sistema organizado, saludable y sustentable.

Promueve el uso del ambiente de manera sostenible, sin abusar de él; la explotación o contaminación del eco-sistema, reduce su capacidad de recuperación, su habilidad de reponerse, lo que puede activar una cantidad de mecanismos dañinos, que ponen en peligro la salud de las poblaciones.

El término **vigilancia** se conoce como la capacidad para mantener la atención y el estado de alerta durante un periodo prolongado de tiempo. Farmecovigilancia se refiere a la detección, supervisión, monitoreo, valoración y evaluación de datos relacionados a fármacos en el medio ambiente y sus potenciales peligros para la salud humana y ambiental.

En este espacio la ciencia Farmacológica, utiliza para construir conocimientos, la convergencia de metodologías de diversas disciplinas (transdiciplinariedad) siendo ellas no experimentales y experimentales, en un trabajo realizado por farmacólogos, farmacéuticos, químicos, biólogos, ecologistas, sociólogos, funcionarios de salud pública, ingenieros para prevenir y controlar la contaminación.

A diferencia de la farmacovigilancia que comienza con la vigilancia posterior a la comercialización de los medicamentos, la eco-farmacovigilancia inicia su accionar, en el punto de producción y continúa durante la utilización del medicamento en su vida social, con el propósito de promover el cierre de su ciclo de vida, para disminuir su ingreso al eco-sistema natural, donde el fármaco se comporta como un contaminante.

## 4.4 Farm-ecovigilancia: Investigación No Antropocéntrica

La contaminación química rompe el equilibrio de un eco-sistema natural, produce cambios en la vitalidad del mismo; la detección de estos cambios puede orientar la búsqueda e identificación de determinados contaminantes.

El impacto de los contaminantes químicos, sobre los distintos niveles de organización de la biota dado por la bioacumulación y biomagnificación, contribuyen a la "amplificación ambiental" de la distribución de un contaminante químico.

Para conocer el comportamiento de estas moléculas se requiere de protocolos que contemplen en sus cronogramas muestreos múltiples, secuenciales en el tiempo y el espacio, bioensayos de toxicidad pluriespecíficos en lo referente a las especies dianas utilizadas, de tipo crónicos y ensayos con mezclas de fármacos, esto último para intentar simular condiciones ambientales y entornos razonablemente próximos a las reales.

Los muestreos secuenciales en tiempo y espacio son necesarios, debido a las oscilaciones de las concentraciones de los contaminantes en el transcurso del día, en diferentes estaciones (variaciones circadianas), esto hace que los efectos sean diferentes en función de las oscilaciones que pueden registrarse en las concentraciones (que serán mencres en temporadas lluviosas y aumentadas en secas).

Las variaciones en puntos geográficos diferentes dentro de un eco-sistema expresan actividades productivas diferentes que se desarrollan en las márgenes de un medio hídrico particular.

Los Criterios de Evaluación Ambiental que utiliza: Vigor- Productividad-Amenaza Ambiental-Variaciones Temporo-espaciales (geográficas y circadianas)-Resiliencia (capacidad de recuperación, busca detectar efectos acumulativos y sinérgicos).

El enfoque de Ecosalud reafirma la necesidad de incorporar el pensamiento sistémico en las investigaciones sobre salud y ambiente, debido a que puede conducir a una mejor comprensión de los límites del problema de contaminaciòn, su magnitud, y su dinámica. En última instancia, conduce a un proceso de investigación más rico y eficaz [Charron 2012].

Como no es posible abordarlos de manera tradicional debido a la integralidad [Botti y Giret 2008], la complejidad y la incertidumbre de los fenómenos, es indispensable la convergencia de diversas disciplinas, de allí surge la importancia de la transdisciplinaridad.

Su enfoque permite abordar conjuntos de problemas en lugar de centrarse en los espacios delimitados por cada saber epistemológico, adoptando un enfoque sistémico e integrador de saberes [Morin 2007; Nebel y Wright, 1999; Charron 2012].

La investigación transdisciplinaria supone la integración de metodologías y herramientas de investigación de todas las disciplinas incluyendo perspectivas y conocimientos no académicos [Charron 2012].

El enfoque eco-salud, considera la actividad humana, como fuente principal de peligro ambiental [Novo 1996]; la investigación académica de los problemas ambientales no siempre visibiliza este vínculo entre mundo del trabajo-impacto ambiental- salud [Martin 1993]

La contaminación química urbana, del medio ambiente natural (tierra, agua),provocada por la práctica médica representa un peligro para la salud y la vida de poblaciones humanas, vegetales y animales; es un tipo de contaminación humana o antropogénica que se origina en las actividades sanitarias, que se desarrollan diariamente (Contaminantes Emergentes).

La presencia de fármacos entre los Contaminantes Emergentes que llegan al medio ambiente, amplia el espectro de estudio de la ciencia Farmacológica en su área de vigilancia, desplazando su mirada desde el espacio fármaco-epidemiológico al fármaco-ecológico, con actividades que se ubican en una etapa posterior a la vida social del medicamento.

El enfoque de la salud de los ecosistemas, es visto como una nueva frontera que integra la ecología, las ciencias de la salud y muchos otros campos, ampliando el concepto de "salud- enfermedad, de un enfoque tradicional a nivel del individuo (Medicina Clínica) y la población (Salud Pública) a las funciones y estructura del ecosistema como un todo (Medicina Ecológica) [Rapport y cols. 2000].

## 4.5 Calidad del Agua como indicador del estado del eco-sistema

El estado de un eco-sistema acuático, puede conocerse por el estado de la masa de agua, la cual representa el componente abiótico de ese eco-sistema, siendo por lo tanto un indicador de la salud del mismo.

Calidad del agua se refiere a las características químicas, físicas, biológicas y radiológicas del agua. Es una medida de la condición del agua en relación con los requisitos de una o más especies bióticas o a cualquier necesidad humana o propósito.

Los indicadores de calidad de agua se pueden clasificar de diversas maneras:

Según el parámetro usado, pueden ser:

- Físico-químicos: se basan en parámetros físicos o químicos del agua como pueden ser el pH, los sólidos en suspensión, la temperatura etc. o en un conjunto de los mismos.

- Biológicos: es un organismo que con su presencia informa del estado de salud del medio acuático en el cual se desarrolla su ciclo biológico. Organismos usados como indicadores biológicos de calidad de aguas son los siguientes: macroinvertebrados, peces, diatomeas, organismos patógenos, etc.

- Hidromorfológicos: evalúan, por un lado, la diferencia entre las características hidrológicas y geomorfológicas actuales de los ríos, y por el otro, las características que tendrían los ríos en ausencia de alteraciones humanas, para garantizar el buen funcionamiento del ecosistema fluvial.

Los estándares más comunes utilizados para evaluar la calidad del agua se relacionan con la salud de los ecosistemas, seguridad de contacto humano y agua potable.

## 4.6 Bibliografía

Andrade Á., Arguedas S. y Vides R. (2011). Guía para la aplicación y monitoreo del Enfoque Ecosistémico, CEM-UICN, CI-Colombia, ELAP-U

CI, FCBC, UNESCO-

Barragán H., Pascual A., Bourgeois M. y Ojeda O. (2010). Desarrollo Salud Humana y amenazas ambientales. Crisis de la Sustentabilidad. Editorial de la Universidad de La Plata.

Bertalanffy L. Von (1976). Teoría General de Los Sistemas Primera., México: Fondo de Cultura Económica.

Botti V, Giret A. (2008). ANEMONA: A Multi-agent Metodology for Holonic Manufacturin Systems.

Charron D. (2012). Ecohealth: Origins and approach. In D. Charron, ed. Ecohealth Research in Practice. Innovative Applications of an Ecosystem Approach to Health. Ottawa: Springer / International Development Research Centre, pp. 1-30.

De Freitas C.M., Gomes de Oliveira S., Schütz G.E., Freitas M., Gómez Camponovo M.P. (2007). Ecosystem approaches and health in Latin America. Cadernos de Saúde Pública, 23(2), 283-296.

De Freitas C. (2009). Enfoques Ecosistémicos en Salud: Perspectivas para su adopción en Brasil y los países de América Latina Primera. C. Machado de Freitas, ed., Brasilia: Organización Panamericana de la Salud

Delgado de Bravo M. (1996). Ambiente y Calidad de vida: una respuesta a los problemas de las metrópolis latinoamericanas, Buenos Aires. 55-Diccionario de la Real Academia Española (Vigésima Segunda Edición).

Di Pace M., Feoeaovisky S., Haadoy J. y Mazzucchelli S. (1992). Medio ambiente urbano en la Argentina. Buenos Aires. CEAL. 202 p.

Duran R. La Argentina ambiental, Buenos Aires .1995

Duncan K. (2001). Carta de Ottawa Para la Promoción de la Salud. Salud Publica Educac. Salud, 1(1), 19-22.

Frangi J.L. Ecología y Ambiente. Elementos de Política Ambiental, Honorable Cámara de Diputados, Provincia de Buenos Aires, 2000

Kümmerer K. (2001). Drugs in the environment: emission of drugs, diagnostic aids and disinfectants into wastewater by hospitals in relation to other sources da review. En: Chemosphere. 45,. 957-969.

Kümmerer K. (2004). Resistance in the environment. Journal of Antimicrobial Chemotherapy 54, 311–320.

Kummerer K. y Velo, G. (2006). Ecoparmacology: A new topic of importance in Pharmacovigilance. Drug Safety 29(5), 371-373R.

Kümmerer K. (2009). The presence of pharmaceuticals in the environment due to human use present knowledge and future challenges. Journal of 7nvironmental Management 90, 2354-2366

Martín Mateo R. El hombre una especie en peligro, Madrid, Campomanes. Libros,1993.

Mergler D. (2003). Integrating Beyond Bussiness Process Reingeneering-Towards the Holonic Enterprise.Human Health into an Ecosystem Approach to Mining. In D. Rapport et al., eds. Managing for Healthy Ecosystems. Boca Raton, Florida: Lewis Publishers, pp. 875-883.

Mella P., Gazzola P. (2017). The Holonic View organizations and Firms. Systems Research and Behavioral Science 34(3), 354-374.

Morin E., 2007. Introducción al pensamiento complejo Novena., Barcelona: Editorial Gedisa.

Nebel, B. y Wright, R. Ciencia Ambientales: Ecología y Desarrollo Sustentable, México, Pearson Educación, 1999.

Novo, M. La educación ambiental. Bases éticas, conceptuales y metodológicas. Madrid. Edu Universitas(1996)

OPS, 2010. Determinantes ambientales y sociales de la salud Primera. L. Galvao, J. Finkelman, y S. Henao, eds., México, D.F.: OPS/OMS

OMS/OPS. La salud y el ambiente en el desarrollo sustentable, Washington 2000.

Rapport D.J., Costanza R. y McMichael A.J. (1998). Assessing ecosystem health. Trends in ecology & evolution, 13(10), 397-402.

Rapport D., Hildén M. y Weppling K. (2000). Restoring the health of the earth's ecosystems: A new challenge for the earth sciences. Episodes, 23(1), 12-19.

Waltner-Toews D. (2001). An ecosystem approach to health and its applications to tropical and emerging diseases. Debate, Cad. Saúde Pública, 17(Suplemento), pp. 7-36.

# Capítulo 5

## Eco-sistema natural: Cuenca Salí-Dulce

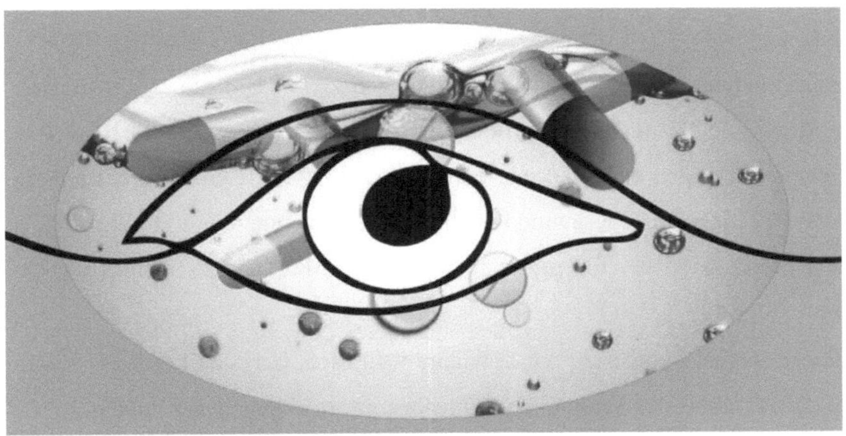

*5.1 Características Geográficas*
*5.2 Funciones de la Cuenca*
*5.3 Contaminación del Agua*
*5.4 Definición de variables de calidad*
*5.5 Bibliografía*

## 5.1 Características Geográficas

La denominada Cuenca Salí Dulce es un espacio compartido por las provincias de Salta, Tucumán, Santiago del Estero y Córdoba en la República Argentina. Ocupa una superficie aproximada de 57.320 $Km^2$ y cubre un rango de altitud desde los 200 hasta casi los 5.500 metros sobre el nivel del mar. Geográficamente se distinguen dos regiones: superior en Salta y Tucumán e inferior Santiago del Estero y Córdoba.

En territorio tucumano, el río Salí es embalsado a aproximadamente 25 km. al norte de San Miguel de Tucumán, en el dique Celestino Gelsi (ex Cadillal), hasta este punto, el río Salí drena por la cuenca Tapia-Trancas, ubicada en el noroeste de la provincia de Tucumán. El segundo embalse se encuentra en el límite con la provincia de Santiago del Estero; se trata del dique Frontal, de Termas de Río Hondo.

Durante este segundo recorrido por la llanura tucumana, el río Salí drena la ladera oriental de las Sierras del Aconquija y aumenta considerablemente su caudal.

El Salí recibe el aporte de 11 ríos por su margen derecha y el de 3 por la margen izquierda; además desaguan en él 17 arroyos. Desde el punto de vista hidráulico, todos los afluentes del río Salí son de carácter torrencial; tienen abundantes caudales durante el semestre húmedo que se reducen fuertemente durante el semestre seco.

Luego de recorrer aproximadamente 180 km, el Salí penetra en la provincia de Santiago del Estero con el nombre de Dulce y desemboca en la provincia de Córdoba, en la laguna de Mar Chiquita. El Salí es un río de carácter permanente, con dirección predominantemente norte-sur y con un marcado control estructural. Los distintos microclimas, los desniveles de altitud existentes, han permitido el desarrollo de llanuras, selvas, bosques, valles, montañas con nieves perpetuas, ríos de montaña, una fauna terrestre y acuática variada. Es fundamental conservar su biodiversidad por los beneficios directos que proporciona, siendo necesario promover prácticas que contribuyan a su sustentabilidad.

## 5.2 Funciones de la Cuenca

Este sistema hídrico, el río Salí presta un servicio ambiental de fundamental importancia para la aglomeración; es la única fuente de aguas superficiales permanentes para todo el ámbito descripto, y receptor de todos los fluidos usados en el aglomerado, en él vuelca sus aguas, directa o indirectamente, una red de canales de desagüe que originalmente eran colectores naturales (arroyos y acequias), a ellos se suman desagües artificiales a cielo abierto, que desembocan en el Salí aguas arriba (canal Norte) y aguas abajo (canales San Cayetano y Sur) de la ciudad de San Miguel de Tucumán.

La Cuenca Salí-Dulce proporciona los siguientes beneficios de interés social que en su conjunto son Servicios Ambientales:

Los ciclos hidrológicos, provisión de oxígeno, captación de anhídrido carbónico, regulación climática, regulación biogeoquímica. Proporciona agua para la vida y para el funcionamiento del sistema productivo (agricultura, industria), generación de energía eléctrica (diques y embalses). Es fuente de proteínas a través de la pesca, fuente de madera, frutos y semillas a través de la polinización de las flores, fuente de genes. A lo que se suma la recreación.

## 5.3 Contaminación del agua: Reservorio de residuos: Presiones-Impacto

El sector ribereño se encuentra contaminado y con un alto grado de degradación ambiental producto del vertido de efluentes urbanos e industriales sin tratamiento que descargan directamente y a través de la red de canales.

El volcado de residuos urbanos proviene de diferentes fuentes, son generados tanto por barrios estructurados, como por asentamientos irregulares sin infraestructura.

La contaminación química transforma esta realidad natural de Servicios Ambientales; degrada esta fuente de recursos, convirtiéndose en un reservorio de sustancias que alteran el funcionamiento del eco-sistema y agreden la vida. [Tolcaichier 2000]

Una descripción bastante completa de la situación en esta cuenca se realizó en 1995, en el trabajo denominado, "Diagnóstico de la Contaminación de la Cuenca Salí Dulce. Plan integral de acción para su solución" desarrollado por profesionales del Ministerio de Ciencia, Tecnología y Medio Ambiente de la República de Cuba y la Secretaría de Recursos Naturales y Ambiente Humano de Argentina que expresa la DBO por día, muestra la importante contaminación industrial en época de invierno y verano, generada en época invernal por la industria azucarera y en verano por citrícolas, alimenticias, fábrica de levaduras y frigoríficos. Siendo la que mayor genera contaminación la industria azucarera y alcoholera en el invierno. No considera la contaminación urbana.

Así una de las principales fuentes de contaminación, es el aporte de los desechos industriales por parte de los ingenios azucareros, con un total de doce destilerías, generan aproximadamente 1.400.00 m3 de vinaza al año, que en diversas ocasiones son derivadas sin tratamiento previo hacia numerosos arroyos y ríos que finalmente desaguan -todos ellos- en el río Salí. Esta situación, se agrava aún más con los efluentes de las papeleras, de las citrícolas, de los mataderos, de las curtiembres, de los sistemas cloacales, el empleo masivo de fertilizantes nitrogenados, fosforados y de pesticidas, con gran arrastre de sedimentos sólidos e  inundaciones [Georgieff 2012]

La contaminación de la cuenca es un problema muy importante y afecto con más intensidad la zona superior que la inferior, que se convierte en receptora de la contaminación. Su receptáculo es el embalse Frontal del Río Hondo (provincia de

Santiago del Estero), que constituye una inmensa laguna de estabilización de la materia orgánica.

Los contaminantes que se generan en la zona superior provienen de los efluentes urbanos y de los residuos industriales. Un análisis técnico-ambiental realizado por la Dirección de Saneamiento Ambiental del SIPROSA muestra cuáles son las poblaciones que aportan, directa o indirectamente, mayor cantidad de aguas servidas a la corriente del Salí, y deja claro que San Miguel de Tucumán aporta el 85,2% del volumen total de aguas residuales.

Para el año 1995 la cantidad de sólidos que fueron arrojados a la Cuenca Salí son aproximadamente 3.600.000 toneladas por año, en esto se considera sedimentos y efluentes industriales y urbanos (cloacales y residuos sólidos urbanos). Un punto importante de este estudio es que los efluentes son en su mayoría orgánicos.

La mala disposición de residuos industriales y urbanos (residuos sólidos urbanos y cloacales), las talas y desmontes, indican que el sistema natural está siendo agredido, que existen problemas ambientales en la Cuenca.

La calidad de sus aguas superficiales está notablemente alterada, los efluentes vertidos a los ríos de la cuenca derivan de:-Las industrias azucareras 28% de la carga total de efluentes -Citrícolas el 13%, -Mataderos 20%, -Plantas de tratamiento de líquidos cloacales 28%,-Embotelladoras 7% y -Otras actividades que suman el 16% restante de la carga contaminante.

En 2013 el periodista Diego Astudillo, en La Gaceta decía en su nota que "si bien la producción de biocombustibles es su principal contaminante; mineras, basurales, líquidos cloacales y agroquímicos completan un cóctel que plantea dudas sobre su remediación. En la misma nota periodística, se explica que el principal contaminante es la vinaza, un desecho generado en la producción de etanol utilizando la melaza de la caña de azúcar.

Durante muchos años las once destilerías que trabajan en Tucumán arrojaron ese producto al río; la crítica situación ambiental de la cuenca del Salí-Dulce, ingresó fuertemente en la agenda mediática nacional, luego de la máxima catástrofe ambiental en Santiago del Estero de los últimos años; fue en noviembre de 2011, cuando cuatro toneladas de peces murieron en el embalse de Río Hondo, generando la respuesta del Gobierno y la Defensoría del Pueblo de esa provincia que impulsaron distintas presentaciones judiciales para que las industrias tucumanas, tratasen sus residuos antes de verterlos a los ríos afluentes de la cuenca. Incluso se recurrió a la Corte Suprema de Justicia de la Nación y se presentó documentación que compromete, a cerca de 15 ingenios tucumanos [Albornoz y cols., 2012].

En lo referido a la característica de los residuos líquidos de la cuenca, tanto urbanos como industriales, se detecta gran cantidad de materia orgánica la que al biodegradarse consume oxígeno de los ríos para su estabilización.

Se dispone de datos directos sobre calidad de agua superficial en algunos puntos de los cauces naturales y artificiales mencionados, tales como río Salí, arroyo El Manantial y canales Norte y Sur -antes de sus desembocaduras en el Salí- y canal San Cayetano a la altura del cruce con la calle Anselmo Rojas. Los controles realizados incluyen variables físico-químicas convencionales, composición iónica mayoritaria e indicadores de contaminación orgánica. Estos pueden ser Demanda Bioquímica de Oxígeno (DBO), Oxígeno Disuelto (OD) y nutrientes.

Estos datos no se correlacionan con la variable tiempo, y sólo algunos han sido recogidos en forma sistemática como parte de un Programa de Control de Calidad de Aguas Superficiales. En lo que se refiere al tratamiento de aguas residuales, las redes colectoras de la ciudad de San Miguel de Tucumán se encuentran saturadas en vastos sectores. Como agravante, cabe señalar que no todo el efluente recolectado por estas redes es tratado en el establecimiento de depuración de San Felipe; gran parte (aprox. 70%) se descarga crudo, a través de conductos y desagües pluviales a cielo abierto al río Salí. Se han establecido trece zonas en las que se lleva a cabo este tipo de vuelco [Gonzalez 2000; Puchulu 2012].

## 5.4 Definición de variables de calidad del agua, asociada al estado de un ecosistema hídrico

Color: Impresión producida por un tono de luz en los órganos visuales. Se evalúa: con color; sin color o incolora.

Olor: Sensación resultante de la percepción de un estímulo por el sistema sensorial olfativo. Se evalúa con olor; sin olor o inodora.

Turbiedad: Medida del grado de transparencia, por la presencia de partículas en suspensión. Se evalúa transparente; turbia.

Sedimentos: Materia que después de haber estado en suspensión en un líquido, termina en el fondo por su mayor gravedad. Se evalúa: sin sedimentos, con sedimento.

PH: Medida de acidez o alcalinidad de una disolución, indica la concentración de iones hidrogeno presente. La escala de pH varía, típicamente, de 0 a 14. Son ácidas las disoluciones con pH menores a 7; por otro lado las disoluciones alcalinas tienen un pH superior a 7.

Temperatura: Magnitud física que refleja la cantidad de calor ya sea de un cuerpo, de un objeto o del ambiente. Está vinculada a la noción de frio (menor temperatura) y caliente (mayor temperatura). La unidad de medida de la temperatura es el grado centígrado (°C). Corresponde a la centésima parte entre el punto de fusión del agua y el punto de su ebullición en la escala que fija el valor de cero grados para la fusión y cien para la ebullición.

Amoníaco: Sustancia química en forma de gas, de olor penetrante. Consiste en una parte de Nitrógeno y tres de Hidrógeno. Se disuelve fácilmente en agua. Se evalúa Positivo o Negativo.

Nitratos-Nitritos: Son dos de los compuestos de nitrógeno que son usados por las plantas y los animales que eventualmente devuelven el nitrógeno en forma de gas al aire. Se evalúa Positivo o Negativo.

Cloruro: El ion cloruro es uno de los principales aniones de las aguas, incluidas las aguas negras. En concentraciones altas, el cloruro puede impartir al agua un sabor salino. Existen varios métodos para su determinación y de ellos, el argentométrico es aconsejado para aguas relativamente claras con concentraciones de Cl- de 5 mg/L o mayores y donde 0.15 a 10 mg del anión estén presentes en la porción valorada. En una solución neutra o ligeramente alcalina, el cromato de potasio puede indicar el punto final de la valoración de cloruros con nitrato de plata. Se produce la precipitación cuantitativa de cloruro de plata y posteriormente, la de cromato de plata de color rojo ladrillo.

Sulfato: Los sulfatos se encuentran ampliamente distribuidos en la naturaleza y son relativamente abundantes en las aguas duras. El ion sulfato precipita en medio ácido con cloruro de bario formando cristales de sulfato de bario de tamaño uniforme. La cantidad de cristales es proporcional a la concentración de sulfatos en la muestra y la absorbancia luminosa de la suspensión, se puede medir espectrofotométricamente a 420 nm, siendo la concentración de $SO_4^{2-}$ determinada respecto a una curva de calibración. Este método permite determinar hasta 40 mg/L de sulfatos. Si la muestra presenta una concentración mayor se debe realizar una dilución.

Dureza Total: En la práctica se define la dureza total del agua como la suma de las concentraciones de iones calcio y magnesio expresado como carbonato de calcio en mg/L. El método titulométrico se basa en la capacidad que tiene la sal sódica del ácido etilendiaminotetraacético (EDTA) para formar complejos de quelato solubles al añadirse a soluciones de algunos cationes metálicos. Al determinar la Dureza Total, el pH de la solución debe estar alrededor de 10, para lo cual se adiciona la solución tampón de dureza y como indicador el Negro de Eriocromo T, que causa una coloración rojo vino. La adición de EDTA como titulante acompleja los iones calcio y magnesio y en el punto final de la titulación, la solución vira a color azul. Para asegurar un satisfactorio punto final, tiene que existir Mg, el cual se introduce en el tampón. Aunque la agudeza del punto final se incrementa con el pH, éste no puede incrementarse indefinidamente pues precipitaría carbonato de calcio o hidróxido de magnesio. Para la Dureza de Calcio se utiliza como alcalinizante el hidróxido de sodio para llevar el pH a un alto nivel con el fin de precipitar el magnesio y poder determinar el calcio, utilizando Murexida como indicador, que forma con el EDTA un punto final de color violeta definido. La Dureza de Magnesio se determina por diferencia entre la Dureza Total y la de Calcio. El Calcio y el Magnesio se determinan por cálculos provenientes de las Durezas de Calcio y Magnesio, respectivamente.

Alcalinidad: La alcalinidad de un agua es su capacidad para neutralizar ácidos y es la suma de todas las bases titulables. Por lo general se debe fundamentalmente a su contenido de carbonatos, bicarbonatos e hidróxidos aunque otras sales o bases también contribuyen a la alcalinidad. Su valor puede variar significativamente con el pH del punto final. La muestra se valora con una solución de ácido mineral fuerte hasta pH 8.3 y 4-5.

Conductividad: La conductividad es una medida de la capacidad de una solución acuosa para transportar una corriente eléctrica. Esta capacidad depende de la presencia de iones disueltos, sus concentraciones absolutas y relativas, su movilidad y su valencia y de la temperatura y la viscosidad de la solución. Este parámetro sirve para estimar el contenido total de constituyentes iónicos. La medición física practicada en una determinación en el laboratorio suele ser de resistencia medida en ohmios. En el Sistema Internacional de Unidades el recíproco del ohmio es el siemens (S) y la conductividad se expresa en mS/m, siendo la correspondencia 1mS/m=10 $\mu$mhos/cm. La salinidad que es adimensional, se concibió inicialmente como la determinación de la masa de sales disueltas en una masa dada de solución, pero esta determinación experimental mediante desecación, presenta dificultades a causa de las pérdidas de algunos componentes. La única manera real de determinar la salinidad real o absoluta de un agua natural es realizar un costoso análisis químico completo, cuya precisión no siempre es satisfactoria. Así, se optó por determinarla indirectamente a través de diferentes métodos, entre ellos, la conductividad. Este presenta la mayor precisión pero responde sólo a solutos iónicos

Sodio: indica salinidad-Se evalúa Positivo o negativo

Potasio: indica salinidad-Se evalúa Positivo o negativo

Oxígeno disuelto: El oxígeno disuelto (OD) es la cantidad de oxigeno gaseoso que esta disuelto en el agua. Se mide en $mgO_2$/L.

Demanda Química de $O_2$: La demanda química de oxígeno (DQO) es un parámetro químico, que representa una medida de toda la materia orgánica e inorgánica presente en disolución y/o suspendida que puede ser químicamente oxidada, por la acción de agentes oxidantes, bajo condiciones ácidas y se mide como miligramos de "oxígeno" equivalentes a la fracción orgánica disuelta y/o suspendida por litro de disolución (agua residual). La DQO se puede relacionar empíricamente con la DBO, el carbono orgánico o la materia orgánica.

Demanda Bioquímica de $O_2$: Es uno de los parámetros más ampliamente utilizados; es una medida de la cantidad de oxígeno usado por poblaciones microbianas del agua en respuesta a la introducción de material orgánico degradable. Se mide en mg $O_2$/ L.

## 5.5 Bibliografía


Georgieff SM. (2012). Las causas de los desbordes y las inundaciones en el sudeste deTucumán. Reunión de la Comisión de Participación Social del Comité interjurisdiccional de cuencas Salí Dulce.27 de junio 2012.

Gonzalez JA. (2000)."Diagnòstico de la contaminación de la Cuenca del rio Salì".Plan Integral de Acciòn para su solución. Cuadernos de Medio Ambiente. Superior Gobierno de la Provincia de Tucumàn.

Puchulu ME. (2012). Diagnóstico y estado actual de la salinización de los suelos en el sudeste tucumano. Reuniòn del Comitè de cuencas Salì-Dulce.27 de junio de 2012.

Albornoz M., Bollero M., Bosio M. Agua y Ambiente. Problemática de la Cuenca Salí Dulce. Editorial UNSTA. 2012.

Tolcachier A.J. Contaminación del Agua. Libro Virtual Intramed, Roemmers,s/f 2000

# Capítulo 6

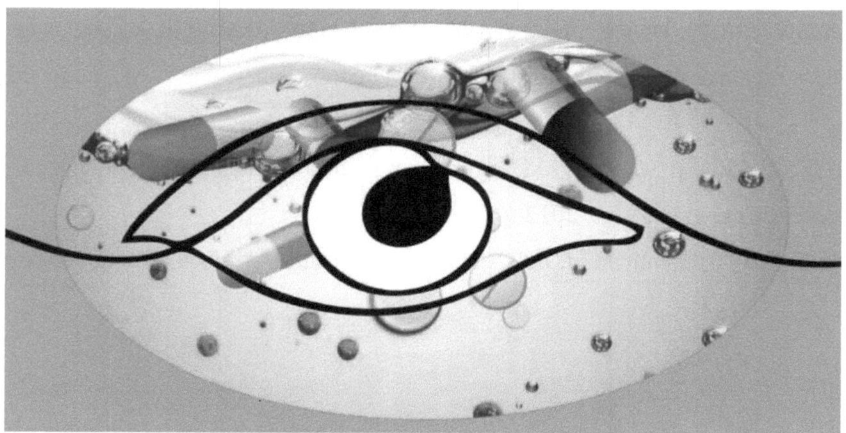

*6.1 Hipótesis*
*6.2 Objetivo general*
*6.3 Objetivos específicos*
*6.4 Propósito*

**Hipótesis**

El enfoque sistémico en el problema de contaminación ambiental hídrica, es una metodología útil para detectar cambios en un eco-sistema. Se orienta hacia la búsqueda de contaminantes emergentes, específicamente fármacos en cursos de agua dulce, con espacios de estudio transversales que alcanzan la ciencia Farmacológica.

**Objetivo General**

Detectar con enfoque sistémico, cambios en el estado de un ecosistema hídrico perteneciente a la Cuenca Hidrográfica Salí Dulce, que pudieran ser asociados a agentes químicos orgánicos no biodegradables (Contaminantes Emergentes) contenidos en los drenajes de la ciudad de San Miguel de Tucumán.

**Objetivos Específicos**

1-Delimitar un ecosistema hídrico de 100 km, perteneciente a la Cuenca Hidrográfica Salí-dulce y ubicar en él, tres sub-ecosistemas identificados como P1 pre-urbano, P2 urbano y P3 pos-urbano, con exposición diferente a los drenajes urbanos.

2-Detectar variaciones geo-temporales del estado de los sub-cosistemas P1 pre-urbano, el P2 urbano y P3 pos-urbano.

3-Conocer el estado del sub-ecosistema hídrico P2, que recibe drenajes de la ciudad de San Miguel de Tucumán en etapa invernal y estival.

4-Analizar las variaciones de la capacidad auto-depuradora del ecosistema delimitado, relacionada con la materia orgánica no biodegradable.


**Propósito**

Contribuir a conservar el Eco-sistema natural Salí Dulce, fuente de agua y de recursos naturales, de diversas provincias: Salta, Tucumán, Santiago del Estero y

Córdoba. La salud y la vida de numerosas poblaciones del Norte Argentino dependen de este eco-sistema natural.

# Capítulo 7

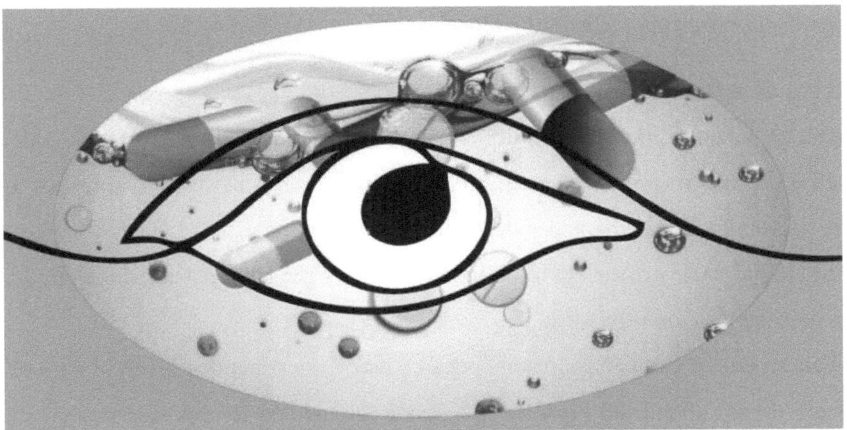

*7.1 Materiales y Métodos*
*7.2 Resultados*
*7.3 Discusión*
*7.4 Bibliografía*

## 7.1 Materiales y Métodos

### 7.1.1 Tipo de estudio

Estudio de farm-ecovigilancia; transversal realizado en etapas invernales años 2017/2018 y etapas estivales 2018/2019, observacional con empleo de técnicas analíticas para determinar parámetros físico-químicos, complementadas con espectroscopía infrarroja y absorción atómica.

### 7.1.2 Área de estudio

Se diseña un sistema, contenido en el Sistema Cuenca hidrográfica Salí Dulce, que presenta un estructura organizacional constituida por tres subsistemas, ubicados a lo largo de 100 km de las márgenes del rio Salí.

Mediante líneas cartográficas se lo delimita, para recoger las muestras de agua, de los tres subsistemas identificados.

Se realizaron cuatro campañas dos en época estival y dos en época invernal para el monitoreo de la calidad del agua de la Cuenca Salí Dulce en tres sectores de su cauce a cielo abierto (Tabla 2).

**Tabla 2** Descripción de las fechas de muestreo

| Campaña | Fecha | Abreviatura |
|---------|-------|-------------|
| 1 | 24 de Julio de 2017 | Jul 17 |
| 2 | 16 de Febrero de 2018 | Feb 18 |
| 3 | 24 de Julio de 2018 | Jul 18 |
| 4 | 16 de Febrero de 2019 | Feb 19 |

### 7.1.3 Muestreo

Se realizó una recorrida visual por las zonas accesibles de la cuenca. Con ello se pudieron seleccionar los sitios de muestreo más representativos para este estudio. Se tomaron 12 muestras de agua del ecosistema en estudio, recogidas en invierno y verano.

### 7.1.4 Recolección de muestras

**Recipientes para muestras**:

Se utilizó una botella colectora sumergida, siempre a la misma profundidad. La limpieza del recipiente respetó un protocolo preestablecido. El volumen de muestra de agua a colectar dependía de requerimientos de laboratorio, según parámetros a analizar.

**Preservación de muestras**

Las muestras para determinación de parámetros fisicoquímicos deben considerar una precaución sencilla: llenar los frascos completamente y taparlos en tal forma que no haya aire sobre la muestra. Esto limita la interacción con la fase gaseosa y la agitación durante el transporte, evitando modificaciones en el contenido de $CO_2$ y, por consiguiente, las variaciones en el pH. Los métodos existentes para preservación con un tiempo máximo, se limitan a control de pH, adición de sustancias químicas y refrigeración.


### 7.1.5 Parámetros de Calidad del Agua, en un Ecosistema Hídrico

Características organolépticas, Parámetros físico químicos, Oxígeno Disuelto Demanda Biológica de oxígeno, Demanda Química de Oxígeno, Metales Pesados, Moléculas orgánicas Persistentes

**Técnicas**

**Temperatura**: Se utilizó un termómetro Celsius (centígrado) con columna de mercurio. La medición de temperatura fue realizada in situ, por introducción directa del termómetro en el seno del agua recolectada.

**pH:** Los medidores de pH (pHmetro) modernos poseen un mecanismo electrónico que compensa automáticamente la medida con respecto a la temperatura, con registro del valor real de pH a la temperatura de medición. El procedimiento para medir este parámetro es introducir el sensor en el cuerpo de agua; si esto no es posible (como para aguas profundas), se puede recolectar la muestra con una de las botellas de muestreo, trasferirla luego a una botella de polietileno completamente llena (250 – 500 ml), taparla y almacenarla en la oscuridad y a baja temperatura hasta el momento de la lectura.

**Amoníaco**: se utilizó el método del azul de indofenol. El ion amonio presente en agua, reacciona en un medio citrato alcalino con hipoclorito de sodio. Forma monocloroamina, la cual en presencia de fenol y nitroprusiato de sodio, que actúa como catalizador, forma el azul de indofenol .

**Nitritos**: En principio el nitrito NO2 - es determinado por  formación de un compuesto azo rojo producido a pH 2 - 2.5, acoplando sulfanilamida diazotizada con N- (1-naftil) etilendiamina dicloruro (NED dicloruro). La absorbancia de la solución es medida a 543 nm para  posterior cuantificación.

**Nitratos**: Los principales métodos para evaluar iones nitrato (mg/L), en agua se basan: (a) reducción a iones nitrito, y la subsecuente evaluación de éstos por métodos colorimétricos. (b) reacción colorimétrica como resultado de las propiedades oxidantes del ácido sulfúrico. (c) determinación polarográfica; y (d) espectrometría ultravioleta.

**Cloruros**: es uno de los principales aniones de las aguas, incluidas aguas negras. En concentraciones altas, el cloruro puede impartir al agua un sabor salino. Existen varios métodos para su determinación. De ellos, el argentométrico es aconsejado para aguas relativamente claras con concentraciones de Cl⁻ de 5 mg/L o mayores; con 0.15 a 10 mg del anión, presentes en la porción valorada. En una solución neutra o ligeramente alcalina, el cromato de potasio puede indicar el punto final de la valoración de cloruros con nitrato de plata. Se produce la precipitación cuantitativa de cloruro de plata y posteriormente, la de cromato de plata de color rojo ladrillo

**Sulfatos:** el fundamento de la determinación turbidimétrica de sulfatos (Método oficial) es la reacción entre el anión $SO_4^{2-}$ y el catión $Ba^{2+}$ para formar un producto insoluble. En una suspensión de goma arábiga permanece en disolución el tiempo suficiente para análisis turbidimétrico mediante medida espectrofotométrica a 425 nm.

**Dureza total:** método de determinación es por titulación con ácido etilendiaminotetraacético (EDTA) en presencia de un buffer creando un pH del medio entre 10,0 y 10,1. Previamente se estandariza el título del EDTA con solución patrón de calcio. Los iones calcio y magnesio forman complejos estables con etilendiaminotetra-acetato disódico, punto final de la titulación detectado por viraje de color rosa a azul del indicador Negro de Eriocromo-T. Los resultados se expresan como $mgCaCO_3/L$.

**Alcalinidad:** método de determinación por titulación con solución estándar de ácido clorhídrico, de título conocido validado contra solución de carbonato de sodio. Para la detección del punto final se utiliza el indicador verde de bromocresol, hasta el viraje del color azul al amarillo. Los resultados se expresan como mg $CaCO_3/L$. Dado que la alcalinidad de aguas superficiales está determinada generalmente por el contenido de carbonatos, bicarbonatos e hidróxidos, ésta se toma como un indicador de dichas especies iónicas. (Beltran 2011).

**OD:** La determinación de oxígeno disuelto por métodos electrométricos brinda varias ventajas: rapidez, instrumento portátil, monitoreo continuo con equipo de grabación de señales y menos interferencias que los métodos químicos.

**DBO**: la prueba de DBO es un procedimiento experimental, tipo bioensayo, que mide el oxígeno requerido por los organismos en sus procesos metabólicos que consumen materia orgánica presente en aguas residuales o naturales. Las condiciones estándar del ensayo incluyen incubación en la oscuridad a 20°C durante 5 días. Las condiciones estándar del ensayo incluyen incubación en la oscuridad a 20°C por un tiempo determinado, generalmente cinco días. Las condiciones naturales de temperatura, población biológica, movimiento del agua, luz solar y la concentración de oxígeno no pueden ser reproducidas en el laboratorio. Los resultados obtenidos deben tomar en cuenta los factores anteriores para lograr una adecuada interpretación.

Las muestras de agua residual o una dilución conveniente de las mismas, se incuban por cinco días a 20°C en la oscuridad. La disminución de la concentración de oxígeno disuelto (OD), medida por el método Winkler o una modificación del mismo, durante el periodo de incubación, produce una medida de la $DBO_5$.

Existen numerosos factores que afectan la prueba de la $DBO_5$, entre ellos, materia orgánica soluble, materia orgánica suspendida, sólidos sedimentables, flotables, presencia de hierro en forma oxidada o reducida, presencia de compuestos azufrados y aguas no homogeneizadas (mezcladas). Al presente no existe metodología para corregir o ajustar los efectos de estos factores

| CÁLCULO |
|---|
| Cuando el agua de dilución no ha sido inoculada: |
| $\qquad DBO_5,\ mg/L = (D1-D2)/P$ |

donde:

$D_1$ = OD de la muestra diluida inmediatamente después de la preparación, mg/L,

$D_2$ = OD de la muestra diluida después de 5 d de incubación a 20°C, mg/L,

P = fracción volumétrica decimal de la muestra empleada.

**Tabla 3** Calidad de Agua según contenido de DBO

| $DBO_5$ (mg/L) | Calidad |
|---|---|
| 50-120 | Muy Contaminada |
| 30-49 | Contaminada |
| 6-29 | Aceptable |
| ‹ 6 | Buena Calidad |

Demanda Bioquímica de Oxígeno ($DBO_5$) Es inversamente proporcional al contenido de oxígeno (bajo contenido de oxigeno/alto contenido de $DBO_5$).

**DQO:** las sustancias orgánicas e inorgánicas oxidables presentes en la muestra, se oxidan mediante reflujo cerrado en solución ácida ($H_2SO_4$) con exceso de dicromato de potasio ($K_2Cr_2O_7$) en presencia de sulfato de plata ($Ag_2SO_4$) que actúa como agente catalizador, y de sulfato mercúrico ($HgSO_4$) adicionado para evitar interferencia de cloruros. Después de la digestión, el $K_2Cr2O_7$ remanente se titula con sulfato ferroso amoniacal para determinar el consumido. La materia orgánica se calcula en términos de oxígeno equivalente. [Baird, E. y Rice E., 2015).

**Técnicas analíticas complementarias**

**Espectroscopía Infrarroja**

La región del espectro electromagnético conocida como infrarrojo (IR) comprende desde el final de la parte roja del espectro visible (~0.75 µm) hasta la región de microondas (300 a 400 µm). El IR fundamental comprende la zona de 2,5 µm a 16 µm y es de gran utilidad para el estudio de estructuras. Varios grupos funcionales orgánicos presentan, en esta zona, absorciones características que se emplean como diagnóstico de los mismos. La energía, comprendida entre 14,3 y 1,8 kcal, está asociada a radiaciones del IR fundamental porque es insuficiente para promover hasta un estado excitado. La magnitud de la energía involucrada en el IR fundamental solamente alcanza para provocar cambios vibracionales o de deformación de los enlaces químicos. Sin embargo no todas las vibraciones moleculares dan origen a una absorción de radiación IR. La teoría electromagnética establece que habrá absorción cuando la variación del momento dipolar ($\mu$), respecto del desplazamiento, sea diferente de 0. Por lo tanto, sólo serán activas aquellas vibraciones que produzcan una variación del momento dipolar.

Los espectros de IR fueron obtenidos en un equipo FT-Perkin Elmer Serie 1600 del Instituto de Fisicoquímica de la Facultad de Bioquímica, Química y Farmacia dirigido por la Dra. Aida Ben Altabef.


## Espectrofotometría de Absorción Atómica

El análisis de absorción atómica se basa en el número de electrones asociado al núcleo de cada elemento. El estado normal y más estable de la configuración orbital de un átomo es conocido como el estado fundamental. Si se aplica energía a un átomo, ella será absorbida y un electrón promovido a un estado menos estable conocido como estado excitado. Desde este estado inestable el átomo volverá a su estado fundamental, liberando energía luminosa.

En el estado fundamental un átomo absorbe energía luminosa a una longitud de onda específica para pasar al estado excitado. Si el número de átomos en el paso de luz se incrementa, la cantidad de luz absorbida también se incrementa. Por medición de la cantidad de luz absorbida, se puede hacer una determinación cuantitativa de la cantidad de analito. El uso de fuentes de luz especiales y una cuidadosa selección de las longitudes de onda permiten determinar elementos específicos.

El análisis, por espectrometría de absorción atómica, de metales pesados se lleva a cabo en muestra filtrada para determinar los metales solubles, o en muestra sin filtrar sometida a digestión ácida para determinar los metales totales. Este método, que aplica para analizar muestras de agua superficial y residual, se emplea para determinar Cadmio, Cromo, Cobre, Plomo, Níquel y Zinc. Estos análisis fueron realizados en el Laboratorio de análisis químico de trazas LABTRA de la Universidad Nacional de Tucumán, dirigido por la Dra. Adriana Sales.

**Análisis estadístico**

Los resultados se expresan como media ± SEM. Las diferencias en los valores medios se evaluaron mediante análisis de varianza (ANOVA). La prueba de Tukey se utilizó para todas las comparaciones múltiples de grupos por pares. En todos los análisis estadísticos, los valores de P> 0,05 se consideraron no significativos.

## 7.2 RESULTADOS

Los resultados, correspondientes a los parámetros estudiados y medidos en este trabajo, están expresados con distribución espacio-temporal en el curso de agua. Adicionalmente, se realizaron análisis por espectroscopia infrarroja y absorción atómica, para detectar contaminantes orgánicos y metales a nivel de trazas, con ello se logra mejor interpretación de los resultados obtenidos.

### 7.2.1 –Sub-ecosistema periurbano, de 100 km, en la Cuenca Salí Dulce

El eco-sistema delimitado pertenece a la Cuenca Hidrográfica Salí Dulce (Figura 2), en un recorrido de 100 km. Se ubican en él, tres subecosistemas: a) El Timbó-Departamento de Burruyacú- Prov. de Tucumán (P1: Pre-urbano); b) El Bracho (P2: Urbano) y c) Termas de Rio Hondo, Prov. De Santiago del Estero (P3: Pos-urbano) con exposición diferente a los drenajes urbanos en los que se movilizan Contaminantes Emergentes

.

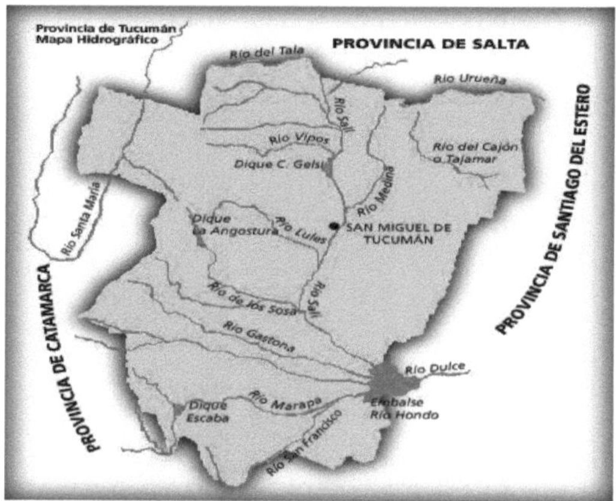


Figura 8 --Ubicación de la Cuenca Salí Dulce

El sub-ecosistema denominado P1 (pre-urbano), corresponde a zona rural, ubicado después del embalse Celestino Gelsi y antes de llegar a la zona urbana (San Miguel de Tucumán). Muestra una baja urbanización y alto desarrollo agrario, por lo que es un sitio de interés para evaluar la calidad de la cuenca, ya que podría recibir aportes de agroquímicos contaminantes por escorrentía superficial. La presencia de amonio y fosfatos, éstos últimos asociados al uso de fertilizantes en el sector productivo, evidenciaría lo postulado en el párrafo anterior.

El sitio de muestro P2 (urbano). Es una zona muy urbanizada, de alto tránsito vehicular, que además alberga algunas industrias. La presencia de asentamientos en la margen del arroyo sugiere potencial contaminación, principalmente descargas directas de desechos humanos asociados a ausencia de red de servicio cloacal. Área de mayor contaminación potencial.

Por último, el sitio P3, pos-urbano, es una zona rural a 70 km de la zona urbana, antes que la corriente ingrese al Dique de las Termas de Rio Hondo. Interesa conocer la calidad del agua en este sitio porque influye en el tramo inferior, el cual desemboca en el Dique de Termas de Rio Hondo.

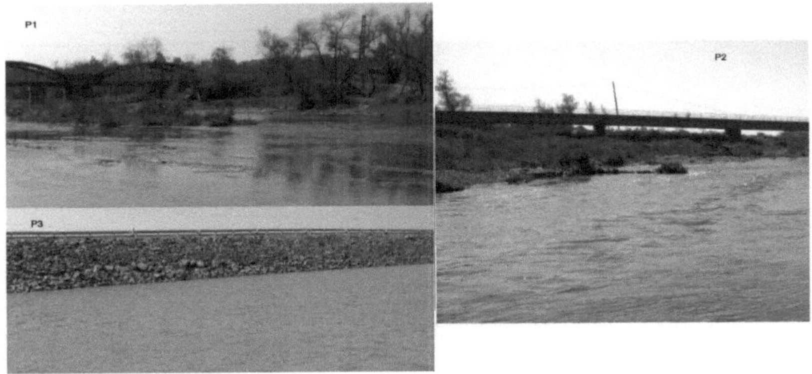


**Figura 9** Sitios de muestreo

**Tabla 4** Localización geográfica de los sitios de muestreo

| Coordenadas geográficas | | | | |
|---|---|---|---|---|
| Sitio | Lugar | Latitud | Longitud | H |
| P1 | El Timbo | 26°43' 08"S | 65°09' 45"O | 487 msnm |
| P2 | El Bracho | 26°58 20"S | 65°13' 52"O | 382 msnm |
| P3 | Embalse Termas de Río Hondo | 27°31'16"S | 64°52'56"O | 251 msnm |

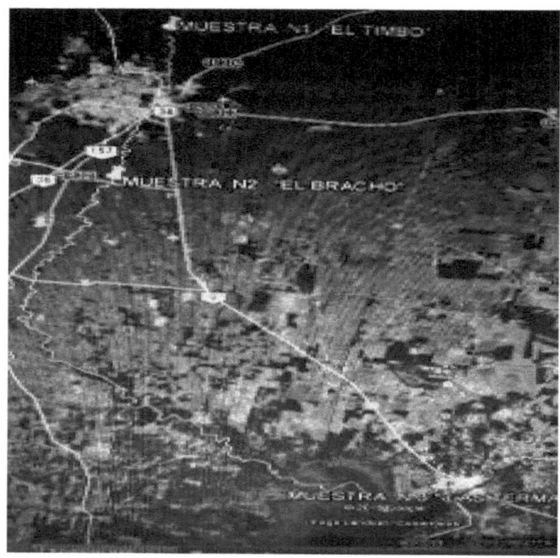


Figura 10 Localización geográfica de los tres sitios de muestreo (Fuente: elaboración propia).

## 7.2.2 Estado y variaciones estacionales del sub-ecosistema de la cuenca, diseñado en este estudio

7.2.2.1 Características organolépticas

En la Tabla 5 pueden observarse marcadas variaciones estacionales de las características organolépticas del agua, modificaciones invernales en el color, olor, turbiedad de las muestras tomadas.

**Tabla 5** Características organolépticas

| Época del año | Parámetros | Valores Normales | Punto 1 | Punto 2 | Punto 3 |
|---|---|---|---|---|---|
| **INVERNAL** | **Temperatura** $H_2O$ [°C] | NR | $17,0 \pm 1,0$ | $12,0 \pm 1,0$ | $15,0 \pm 1,0$ |
| | **Color** | Sin color | Incolora | No incolora | Incolora |
| | **Olor** | Sin olor | Inodora | Particular | Inodora |
| | **Turbiedad** | 1-8 NTU | $2,5\pm0,1$ | $20,0\pm0,1$ | $15,0\pm0,1$ |
| | **Sedimento** | Escasos | Sin sedimentos | Escasos sedimentos | Sin sedimentos |
| **ESTIVAL** | **Temperatura** $H_2O$ [°C] | NR | $24,5 \pm 1,0$ | $22,0 \pm 1,0$ | $25,3 \pm 1,0$ |
| | **Color** | Sin color | Incolora | Incolora | Incolora |
| | **Olor** | Sin olor | Inodora | Inodora | Inodora |
| | **Turbiedad** | 1-8 NTU | $6,0 \pm 0,1$ | $8,0 \pm 0,1$ | $3,0 \pm 0,1$ |
| | **Sedimento** | Escasos | Escaso | Escaso | Sin sedimento |

N.R.= No Referenciado

Hay variaciones estacionales en las características organolépticas del agua. Pueden observarse signos de deterioro en la calidad del agua en el P2, principalmente en la etapa invernal. La Temperatura del agua está ligada a la irradiación recibida, siendo las temperaturas medidas tanto en la etapa estival e invernal compatible con la vida acuática. Las sustancias coloreadas, materia en suspensión, arcilla, limos, coloides orgánicos, plancton y organismos microscópicos modifican el color y determinan la turbidez de la misma. En la etapa invernal las muestras de agua en el P2 son no incoloras: indicando la presencia de materia en suspensión. Según la OMS (Organización Mundial para la Salud), la turbidez del agua para consumo humano no debe superar en ningún caso las 5NTU, y estará idealmente por debajo de 1NTU UNF/NTU. La Turbidez se mide en Unidades Nefelométricas de Turbidez  En etapa invernal la turbidez es de 12NUT y en la etapa estival de 8NTU para el P2, considerado el sub-ecosistema con  características organolépticas más alteradas.

## 7.2.2.2 Parámetros Físico-químicos

Los componentes químicos también presentan variación estacional como puede observarse en la Tabla 6.

**Tabla 6** Parámetros Físicos y Químicos

| Estación del año | Parámetros | Punto 1 | Punto 2 | Punto 3 |
|---|---|---|---|---|
| Invernal | Nitritos [mg/L] | ND | ND | ND |
| | Nitratos [mg/L] | ND | $15,53 \pm 2,4$ | ND |
| | Cloruros [[mg/L]] | $0,525 \pm 0,2$ (Vn 0,5-2) | $0,925 \pm 0,1$ | $0,600 \pm 0,1$ |
| | Sulfato [mg/L] | $110,0 \pm 15,0$ (Vn 250) | $105,0 \pm 21,0$ | $115,0 \pm 12,0$ |
| | Dureza Total [mg $CaCO_3$/L] | $19,85 \pm 1,9$ (Vn 10-15) | $25,35 \pm 2,7$ | $13,65 \pm 3,4$ |
| | Alcalinidad[mg $CaCO_3$/L] | $140,5 \pm 33,1$ | $178,26 \pm 28,3$ | $174,00 \pm 18,0$ |
| | Amonio [mg/L] | $3,5 \pm 0,2$ | $4,1 \pm 0,5$ | $2,1 \pm 0,3$ |
| | Calcio [mg/L] | $58,0 \pm 2,9$ | $90,0 \pm 2,0$ | $40,0 \pm 3,0$ |
| | Magnesio [mg/L] | $7,0 \pm 2,0$ | $15,0 \pm 2,0$ | $5,0 \pm 2,0$ |
| | Sodio [mg/L] | $106,0 \pm 15,0$ | $136,0 \pm 10,0$ | $50,0 \pm 9,3$ |
| | Potasio [mg/L] | $9,0 \pm 1,0$ | $11,2 \pm 1,0$ | $6,2 \pm 1,0$ |
| | Conductividad eléctrica (CE) [$\mu$S.cm$^{-1}$] | $886 \pm 15,0$ | $1082 \pm 19,0$ | $905 \pm 11,0$ |
| | Solidos totales disueltos (TDS) [mg.L$^{-1}$] | $618,0 \pm 12,0$ | $692,0 \pm 20,0$ | $587 \pm 16,0$ |
| | pH | 7,50 | 8,50 | 8,61 |
| Estival | Nitritos [mg/L] | ND | ND | ND |
| | Nitratos [mg/L] | $4,9 \pm 2,0$ | $11,6 \pm 3,6$ | ND |
| | Cloruros [mg/L] | $1,40 \pm 0,1$ | $0,60 \pm 0,1$ | $0,85 \pm 0,1$ |
| | Sulfato [mg/L] | $92,0 \pm 10,0$ | $100,0 \pm 29,0$ | $89,0 \pm 15,0$ |

| | Dureza Total [mg $CaCO_3$/L] | 13,6 ± 2,4 | 16,0 ± 2,3 | 11,10 ± 1,8 |
|---|---|---|---|---|
| | Alcalinidad [mg $CaCO_3$/L] | 110,5 ± 25,6 | 132,5 ± 19.7 | 110,0 ± 22,4 |
| | Amonio [mg/L] | 2,1 ± 0,3 | 2,8 ± 0,1 | 1,9 ± 0,5 |
| | Calcio [mg/L] | 40,0 ± 2,5 | 75,0 ± 1,5 | 25,0 ± 1,9 |
| | Magnesio [mg/L] | 7,0 ± 0,9 | 11,0 ± 0,9 | 4,0 ± 0,9 |
| | Sodio [mg/L] | 99,0 ± 5,6 | 114,0 ± 5,0 | 87,0 ± 7,0 |
| | Potasio [mg/L] | 8,7 ± 1,0 | 9,1 ± 1,0 | 7,9 ± 1,0 |
| | Conductividad eléctrica (CE) [$\mu$S.cm$^{-1}$] | 1110 ± 20,0 | 1291 ± 15,0 | 998 ± 12,0 |
| | Solidos totales disueltos (TDS) [mg.L$^{-1}$] | 345,0 ± 17,0 | 489,0 ± 20,0 | 399,0 ± 22,0 |
| | pH | 6,10 | 6,00 | 7,25 |

ND: no detectado

En la etapa invernal se observa un aumento de la concentración de sales. También se observan valores de pH superior en la estación invernal. Los valores de pH estuvieron dentro del intervalo de 6,50 a 8,61 upH. En general, todos los sitios de muestreo en la etapa invernal presentaron valores de pH aceptables. Sin embargo, en la campaña estival los subecosistemas P1 y P2 presentaron pH levemente ácido que podría deberse al aumento en la descomposición como consecuencia de importantes descargas de materia orgánica en ese sector de la cuenca.

La conductividad está relacionada con el contenido de iones disueltos, con la concentración de los sólidos totales en solución y con la temperatura del medio (APHA, 1998). La variación estacional de este parámetro se correlaciona directamente con la variación estacional de la temperatura, presentando los mayores valores de conductividad en la campaña de mayor temperatura. Por lo tanto, este comportamiento es el esperado de acuerdo a la diferencias de temperaturas entre campañas de muestreo, dado que se estima un aumento del 2% en la conductividad con el aumento de 1°C en la temperatura del agua (Barron and Ashton, 2005). El valor de CE es influenciado por la concentración y composición de las sales disueltas. A mayor valor de CE, mayor es la salinidad presente. Es importante considerar que todos los fertilizantes inorgánicos son sales y por lo mismo tienen un efecto directo sobre la CE. También es mayor el contenido de sólidos disueltos en la etapa invernal. Amonio, nitrito y nitrato no se detectaron.

7.2.2.3 Oxígeno Disuelto, Demanda Bioquímica de Oxígeno y Demanda Química de Oxígeno

El oxígeno disuelto (OD), constituye uno de los elementos de mayor importancia en los ecosistemas acuáticos, ya que su presencia y concentración determina las especies, de acuerdo a su tolerancia y rango de adaptación, estableciendo la estructura y funcionamiento. La baja concentración de oxígeno disuelto en el agua es, generalmente, una indicación de alta contaminación orgánica.

Según lo observado en la Tabla 7 la concentración de OD en el P2 es de 1,9±0,3 mg/L a una temperatura del agua entre 12°C y 17°C (Valor normal: 11,3 mg/L – 10,3 mg/L); mientras que en época estival el valor detectado es de 104,0+-28 mg/L, mientras que el valor esperado para una temperatura del agua entre 20 y 25°C sería de 9,1mg/L - 8,3 mg/L. Las concentraciones de OD exceden los valores esperados en este punto crítico, donde se recepcionan los efluentes urbanos cargados de residuos orgánicos

**Tabla 7** Oxígeno disuelto, Demanda Bioquímica de Oxígeno y Demanda Química de Oxígeno

| Estación del año | | Punto 1 | Punto 2 | Punto 3 |
|---|---|---|---|---|
| Invernal | **OD** (mg/L) | 13,5 ± 1,7 | 1,9 ± 0,3 | 22,3 ± 8,2 |
| | **DBO$_5$** (mg/L) | 3,3 ± 0,2 | ------- | 7,7 ± 1,5 |

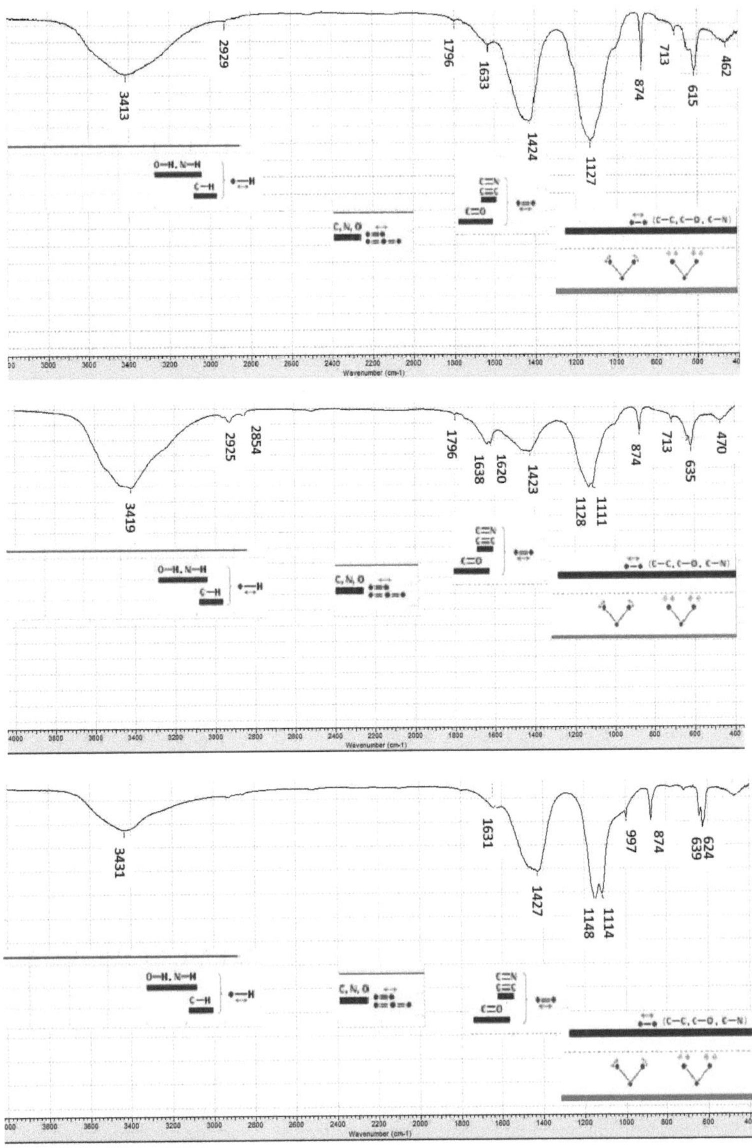

**Figura 11** Espectroscopia infrarroja ce muestras de agua obtenidas puntos de muestreo en estación invernal

113

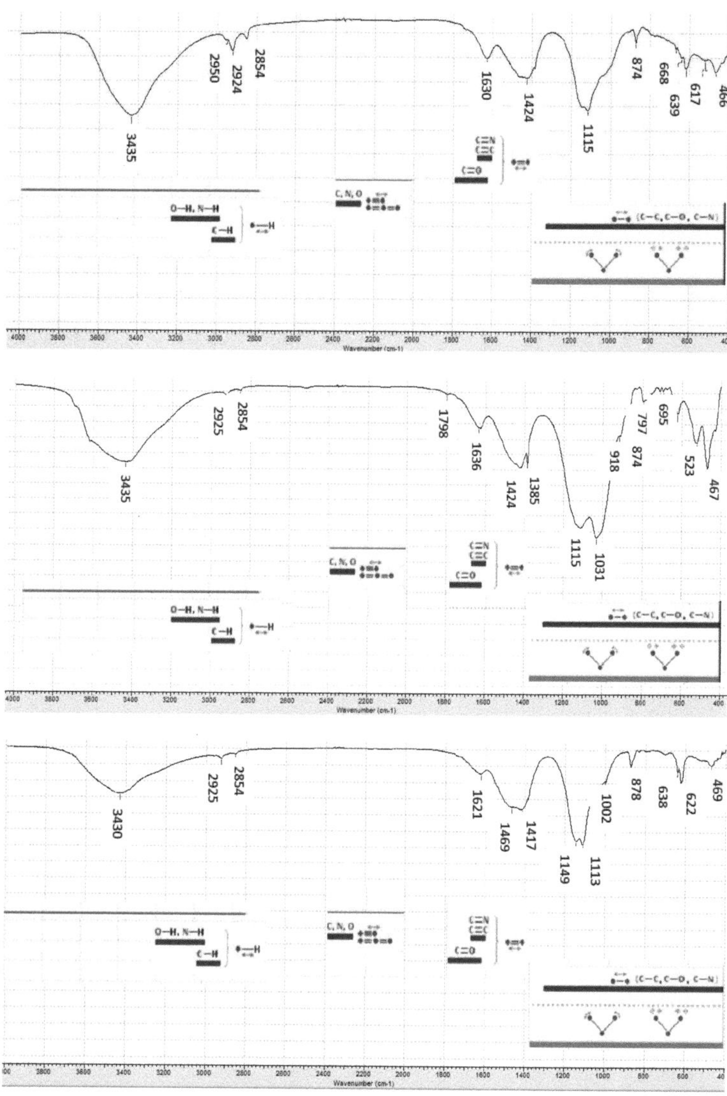

**Figura 12** Espectroscopia infrarroja de muestras de agua obtenidas puntos de muestreo en estación estival

7.2.2.5 Análisis por Espectrometría Atómica

Por espectrometría atómica se analizó la presencia de metales pesados en el P2, durante la etapa invernal, considerado el de mayor alteración respecto a características de calidad.

Los metales pesados se encuentran generalmente como componentes naturales de la corteza terrestre, en forma de minerales, sales u otros compuestos. No pueden ser degradados o destruidos fácilmente de forma natural o biológica ya que no tienen funciones metabólicas específicas para los seres vivos (Méndez y col. 2009). Los resultados se presentan en la Tabla 9.

**Tabla 9** Contaminantes inorgánicos (metales)

| Metales | P2 El Bracho | |
|---|---|---|
| Plomo (U/L) | 2,450 ± 0,600 | (VN 0,300 U/L) |
| Arsénico (U/L) | ND | (VN ≤ 0,010 U/L) |
| Cadmio (U/L) | ND | (VN ≤ 0,005 U/L) |

La espectrometría por absorción atómica detectó, en el caso de Plomo, valores muy Superiores al valor normal esperado. Arsénico y Cadmio no fueron detectados. Pueden llegar a un sistema de abastecimiento de agua como residuos industriales vertidos sin tratamiento previo. Posteriormente se depositan en lagos, ríos y distintos sistemas acuíferos (Duffus, 2002). En los cultivos, la acumulación de metales pesados es el resultado de su absorción por regadío con agua contaminada, vía raíces o por deposición de partículas aerotransportadas en el follaje (Mor y Ceylan, 2008).

## 7.3 DISCUSIÓN

La Medicina Ecológica considera el estado de salud de los ecosistemas naturales, como determinantes de la salud humana, por esta razón evalúa la interacción de ecosistemas urbanos con ecosistemas naturales. Esta interacción favorece la contaminación química de los ríos, producida por ciudades rivereñas, importante escollo para la sustentabilidad de un ecosistema hídrico y para la salud humana. La sustentabilidad del ecosistema natural, se ve comprometida al recibir drenajes urbanos que transportan moléculas químicas, biológicamente activas, la mayoría de origen sintético conocidas como Contaminantes Emergentes [Barceló y López 207]. Entre ellos se encuentran los ingredientes farmacéuticos activos [IFA]. Para detectar presencia de moléculas de origen farmacéutico en un ambiente acuático contaminado con materia orgánica e inorgánica, la Farmecovigilancia utiliza un marco teórico y metodológico diferente al empleado por la ciencia farmacológica en las etapas de estudio previas. El proceso de estudio aplicado, para identificar residuos químicos farmacológicos (IFA) [Becerril 2009], en agua superficial de un río, requiere pensamientos y acciones transversales, que unen la ciencia Farmacológica con la Ecología.  Es un Enfoque Sistémico que se nutre de la Teoría General de Sistemas. La teoría general de sistemas (TGS) permite realizar una mirada holística sobre los diferentes fenómenos y procesos de esta realidad ecológica de contaminación química. Es una herramienta útil para comprender los sistemas vivos y para predecir procesos futuros [Bertoglio, 1993]. Permite definir y aplicar medidas de prevención para minimizar o evitar alteraciones en el ambiente natural. La contaminación química, favorecida por la interacción entre ecosistemas abiertos urbano y natural, con continuo flujo bidireccional de materia y energía entre ellos, puede afectar su organización y su equilibrio.

Según el Diccionario de la Real Academia Española, lo urbano es aquello "perteneciente o relativo a la ciudad". Desde una perspectiva ambiental, representa un espacio consumidor de energía y productor de desechos, que elimina contaminantes derivados de su metabolismo endógeno. La carga contaminante que ingresa al ecosistema natural, rompe su equilibrio y activa procesos internos de autorregulación para recuperar la homeostasis. Esta característica contribuye a que el sistema se mantenga en el tiempo sin perder sustentabilidad, que es la propiedad emergente de un sistema. La carga contaminante o carga másica representa una medida de la masa de contaminante por unidad de tiempo, vertida por una corriente residual, expresada en Kg/d, T/día o Tonelada /año). En un drenaje urbano predomina la materia orgánica, y en ella se encuentran las moléculas de los IFA.

Estudiar el estado de salud del eco-sistema que la recibe [Rapport y col. 1998; Rapport y col., 2000], permite detectar modificaciones del ambiente natural al que ingresan y que pueden ser atribuidas a las mismas. El estado de salud de un ecosistema natural, se mantiene respetando el cumplimiento de procesos internos que mantienen la vida en él.

Para conocer el estado de salud del ecosistema natural Cuenca Hidrográfica Salí Dulce se construyó un modelo, con delimitación dentro de la Cuenca, que comprendía una superficie de 100km, considerado como una unidad que contiene a su vez 3 subecosistemas, que se encuentran en un mismo nivel jerárquico. Cada subecosistema tiene una ubicación geográfica diferente: P1 pre-urbano, P2 urbano, P3 pos-urbano, lo que define diferente exposición a los drenajes de la ciudad de San Miguel de Tucumán. Este modelo sistémico recuerda la estructura de la muñeca rusa mamushka. Los tres subecosistemas identificados, están relacionados en forma unidireccional por corrientes acuáticas que se movilizan por la cuenca desde P1 a P3. En el interior del ecosistema delimitado por 100km, se desarrollan procesos vitales y en el exterior se encuentra el sistema urbano, con el que interactúa.

Los procesos vitales internos se analizaron en cada subunidad identificada. La interdependencia es una característica del comportamiento de ellas, el desajuste de alguna, ocasiona el desequilibrio del todo. El "*todo es algo más que la suma de sus partes*"; lo que permite realizar predicciones sobre el estado y el comportamiento. La teoría de sistemas contiene premisas básicas que son empleadas en este estudio: los sistemas cuando son abiertos implican intercambio constante con su entorno. Ambos sistemas urbano y natural son abiertos y jerárquicos, es decir con niveles de organización, el natural delimitado contiene los subsistemas señalados. Las funciones de cada sistema, dependen de su estructura. Esto implica que la pérdida de un sub-sistema, sin importar su nivel jerárquico, conlleva consecuencias para los sistemas adyacentes y para el sistema jerárquicamente superior. Hay dos conceptos centrales en la teoría general de sistemas, la homeostasis y la realimentación. La homeostasis, es la capacidad de responder a las variaciones que puedan existir en su entorno, para mantener constante su medio interno.

Sin embargo, esto no significa que el medio interno sea inmutable, sino que fluctúa dentro de parámetros seguros para el sistema. En el eco-sistema natural en estudio, la subunidad P2 recibe la materia orgánica, principal contaminante que ingresa, y de acuerdo a su naturaleza será o no degradada en este medio. Los ingredientes farmacéuticos activos [IFA] residuos químicos de medicamentos usados representan mayoritariamente moléculas sintéticas que no son degradadas, en el medio natural al que ingresan. Estas moléculas no biodegradables definen un peligro. Su actividad biológica es capaz de generar modificaciones deletéreas en el ecosistema natural, al impactar sobre distintos niveles de la biota. Se entiende por biota el conjunto de organismos vivos (procariotas y eucariotas) que ocupan un lugar determinado. Los procesos que se cumplen en el eco-sistema influyen sobre la calidad del agua y por ende sobre la biodiversidad. Un daño en la biota modifica el estado del ecosistema expuesto, se alteran estructura y funciones. En consecuencia, no puede sostener la vida, lo que se conoce como Síndrome de Distrés del Ecosistema. La subunidad P2 en esta investigación es la puerta de entrada de la carga contaminante urbana al sistema hídrico delimitado. Así, su evaluación expresa un estado de distrés con compromiso de su vitalidad y por ende de la sustentabilidad. El estado de salud de P2, comparado con el estado de salud de las otras sub-unidades pertenecientes al mismo nivel jerárquico, presenta un mayor compromiso. La ubicación geográfica con mayor exposición a los drenajes urbanos, permite inferir que las modificaciones detectadas en este punto, serian una expresión de impacto ambiental producido por la recepción de dicha carga. Para llegar a esta conclusión se analizó el estado de salud en cada una de las sub-unidades, que se expresa en el cumplimiento de procesos internos. El estudio de los procesos internos permite conocer la permanente interacción entre el componente biótico y abiótico, para favorecer el continuo flujo de materia y energía, necesario para mantener la vida. El paradigma biocéntrico del enfoque eco-sistémico, centrado en sustentabilidad y biodiversidad, considera la calidad del agua como la capacidad para mantener la vida en el ecosistema acuático. Esa calidad depende de la concentración de oxígeno disuelto en ella y sus variaciones. Las variaciones locales del oxígeno disuelto expresan la capacidad de cada subunidad de auto-depurarse por medio de procesos internos metabólicos oxidativos. En P2, la concentración de oxígeno disuelto en el agua, no corresponde a lo esperado para un punto geográfico de recepción de carga orgánica contaminante, esto es, bajas concentraciones de oxígeno en el agua, producida por el metabolismo aeróbico de la microbiota (Figura 6 curva de saco). En las muestras de la primera toma, en etapa invernal y estival, existe hiper-oxigenación en el agua que se incrementa en el verano. En la segunda toma realizada en la etapa invernal del año siguiente, la hiper-oxigenación es reemplazada por un estado de hipoxia severo incompatible con la vida, con DBO no detectable. Si el oxígeno es el elemento vital de un ecosistema hídrico, estas variaciones de concentración anormales en las muestras obtenidas, señalan la funcionalidad interna. En el punto geográfico en estudio, se encuentran modificados puesto que no se percibe biodegradación oxidativa, proceso metabólico aeróbico que genera en el agua, una disminución de oxígeno, ocasionada por los microorganismos descomponedores (Figura 6 curva de saco). Es decir, transforman la materia orgánica en inorgánica (proceso de mineralización), que sirve de nutriente para los microorganismos productores y vegetales.

Ellos, a su vez, transforman la energía luminosa en energía química, todo un ciclo vital interno de un ecosistema, que se altera al modificarse la biodegradación. La hiperoxigenación puede resultar de la intervención humana en la Estación Depuradora de líquidos residuales, ubicada en la proximidad del punto geográfico en estudio, que intenta mitigar estados de anoxia crónicos generadores de metabolismo anaeróbico y putrefacción local. Es un ecosistema agredido, que la intervención humana busca compensarlo. La subunidad P2 es un sub-ecosistema insalubre, incapaz de sostener la vida en todas sus manifestaciones; las concentraciones de oxígeno encontradas permitieron deducir que la autodepuración biológica no se cumple. Así, la carga orgánica biodegradable pasa a ser un contaminante del ecosistema receptor. La población microbiana de las muestras de agua obtenidas en el punto geográfico en estudio, presenta actividad no registrable en términos de DBO. Al ser receptor del drenaje urbano con importante carga orgánica, se esperan valores de $DBO_5$ que expresen un importante consumo de oxígeno, característico de un metabolismo microbiano aeróbico.

La $DBO_5$, no detectable en las muestras del P2 durante la etapa invernal, *define sospecha de presencia de sustancias tóxicas*, con impacto deletéreo de amplio espectro sobre la población microbiana. Las muestras el P2 en la etapa estival, presenta una  actividad microbiana que permanece deprimida y los valores de $DBO_5$ obtenidos corresponderían a corrientes no contaminadas con materia orgánica. Esta situación es contraria al punto de recepción de drenajes urbanos, lo que ratifica el estado funcional comprometido de la población microbiana. Los factores climáticos influyen en el funcionamiento de la sub-unidad (ecosistema delimitado), que presenta variaciones estacionales. Durante el invierno la lluvia es escasa, a lo que se suma la mayor actividad agro-industrial local con eliminación de desechos agro-químicos a la cuenca. El caudal escaso favorece la contaminación del agua por desechos urbanos, lo que explicaría los resultados de la $DBO_5$ en las muestras obtenidas durante el invierno. La agresión química es uno de los factores que puede modificar la actividad microbiana. Los valores de $DBO_5$ obtenidos permiten concluir que existe  Impacto Ambiental o Huella Ambiental relacionado a la carga másica urbana, constituida por materia orgánica biodegradable, no biodegradable y materia inorgánica. En las muestras estudiadas se detectó materia inorgánica por presencia de Pb y otros metales, que se movilizaban en un medio con pH>7. Se determinó alcalinización del agua durante la etapa invernal, propia de contaminación orgánica; factores también indicadores de microbiota dañada. De acuerdo a lo analizado el *bioensayo*, además de *indicador de contaminación* por materia orgánica del agua, es un *indicador de actividad de la población microbiana* presente en las muestras estudiadas, que permite conocer la interacción entre componentes bióticos/abióticos del ecosistema. La multi-causalidad, propia del pensamiento complejo, es una pieza fundamental del abordaje sistémico. Contrariamente, el razonamiento científico positivista considerada la multi-causalidad una limitación porque busca establecer relaciones lineales causa-efecto. Los resultados de DQO, en las muestras P2, orientan sobre presencia de moléculas no biodegradables en el ambiente considerado y junto a la materia inorgánica, podrían ser co-responsables del efecto biocida sobre la microbiota. No se pudo establecer una relación DBO/DQO, de utilidad para estudio de la composición de la carga másica orgánica biodegradable/ no biodegradable. Entre la materia no biodegradable se encuentran las moléculas de los contaminantes emergentes de origen urbano, con potencial efectos nocivos sobre la biota del ecosistema. Los biocidas se añaden a muchos bienes de consumo para evitar el desarrollo de microorganismos [Barceló y Petrovic 2007]. Se utilizan como desinfectantes, antisépticos, herbicidas, insecticidas, cosméticos, antibióticos. Los biocidas en contacto con la microbiota, pueden inducir lisis, y también resistencia a las sustancias con las que interactúan, determinando la supervivencia selectiva de bacterias resistentes [Dang y col., 2007]. La bibliografía científica, referida a farm-ecovigilancia, informó presencia de biocidas en aguas residuales urbanas, antes de ingresar y al salir de las Estaciones Depuradoras de Líquidos Cloacales. La población microbiana dañada de estas estaciones, representa una debilidad de la barrera protectora del ambiente natural [Lindström, A 2002].

Hay agentes químicos, de uso terapéutico como los antibióticos, que ejercen acciones biocidas. En el río Suquía, en Argentina, se detectó presencia de antibióticos, identificados como pertenecientes al grupo de las quinolonas [Valdez y col 2014]. Este trabajo suma evidencias de la presencia de antibióticos, en cursos de agua dulce de diferentes países del mundo. Estos compuestos permanecen en el agua o precipitan, depositándose en el lodo de los ecosistemas con potencialidad de bioacumulación y biomagnificación. La presencia de biocidas en el agua de los drenajes urbanos de la ciudad de San Miguel de Tucumán podría explicar los valores de DBO obtenidos. Para ello fue necesario buscar e identificar esta clase de moléculas en aguas residuales urbanas, antes del ingreso a las Estaciones Depuradoras y a la salida de las mismas. La investigación incluyó aguas superficiales y también en los lugares de depósito en la cuenca, arriba mencionados. La búsqueda se orientó hacia los antibióticos más usados por la población de San Miguel de Tucumán. Este objetivo requería precisar los puntos de búsqueda, teniendo en cuenta el estado del ecosistema en el que se encuentran las moléculas y el potencial comportamiento cinético que tendrán. El rol de las Estaciones Depuradoras de líquidos residuales es fundamental para evitar el ingreso de contaminantes emergentes al ambiente natural [Gil 2012; Rivera-Utrilla, 2013; Delgado 2011]. Diversas investigaciones informaron sobre las limitaciones de las Estaciones Depuradoras que cuentan con tratamientos convencionales para eliminar Contaminantes. Además, los contaminantes químicos pueden alterar los procesos de biodegradación que en ellas se cumplen, con perjuicio de los procedimientos empleados para degradar la materia que ingresa. Por esta razón, aumenta la contaminación del agua de los drenajes [Kolpin 2002; Ratola 2012)]. Una característica de la visión sistémica holística es la posibilidad de detectar diferentes problemas, que impactan sobre el problema en estudio y también de entender relaciones del sistema y su contexto. En este caso, la importante injerencia de las Estaciones Depuradoras en la preservación del estado de salud del medio ambiente natural. El daño ambiental que ocasiona la carga urbana, depende del volumen de dicha carga y de su contenido, características muy relacionadas a aspectos culturales de la población que la elimina y al funcionamiento adecuado de las estaciones depuradoras de líquidos residuales urbanos. El daño observado en la microbiota del ecosistema natural en estudio, permite deducir que también están afectados los microorganismos de la estación depuradora. De acuerdo a los criterios de Rapport aplicados en P2, el vigor se ha perdido por estar alterado estructural y funcionalmente; sus mecanismos homeostáticos no funcionan. Es un medio contaminado donde no es factible la vida, pierde la capacidad de brindar servicios con sus recursos y deviene un Punto Rojo de contaminación ambiental, que pone en peligro la salud de las poblaciones aledañas. En base a nuestros resultados, los drenajes de la ciudad de San Miguel de Tucumán, representan una amenaza para la sustentabilidad del sub-ecosistema en contacto directo con ellos. Esta premisa exige diseñar estrategias para preservar la salud del eco-sistema que lo contiene. La ciudad de San Miguel de Tucumán, no se provee de agua del sub-sistema en estudio. Sin embargo es preciso resaltar que alrededor de este punto rojo de contaminación, existen asentamientos humanos de marcada precariedad, cuyos habitantes la utilizan como fuente de recursos a la vez que eliminan sus desechos a este eco-sistema, situación que avala los conceptos de la OMS, con identificación de la pobreza como principal causa de riesgo para la salud humana. El estado insalubre del sub-ecosistema estudiado muestra la relación de dos ecosistemas urbano-natural, que al interaccionar permiten el movimiento de moléculas químicas en forma bidireccional. El estado del sub-ecosistema P2 muestra que la ciudad de San Miguel de Tucumán contamina y daña el ambiente natural con sus residuos. Una ciudad sostenible no contamina, ni compromete la calidad de un recurso vital como es el agua. Una ciudad sostenible ofrece calidad de vida a sus habitantes, sin poner en riesgo los recursos, ya que respeta el bienestar de las generaciones futuras y procura justicia social. Uno de los 17 Objetivos de Desarrollo Sostenible de las Naciones Unidas es lograr que las ciudades y comunidades sean sostenibles. Sobre esta perspectiva se reconoce que los eco-sistemas urbanos son protagonistas de relaciones complejas, que obedecen a fenómenos físicos y biológicos y que actúan transversalmente con sociología, antropología, economía e historia [Cronon 1992; Pickett y col., 1997]. El contexto urbano desde la perspectiva ambiental, requiere comprender la dinámica de un sistema complejo y sus relaciones con hábitos culturales, donde el proceso humano de adaptación a la urbe debe mantener equilibrio con el ecosistema natural. En lo que se refiere a los IFA, intereses económicos y culturales favorecen la medicalización de la vida y con ello la mayor producción de residuos farmacológicos. Estas diferencias culturales explican cambios cuali - cuantitativos relacionados con los residuos de los medicamentos que puede eliminar una ciudad, alejándola de los ideales de eco-ciudad. La contaminación que la carga másica de la ciudad de San Miguel de Tucumán produce en el sub-unidad P2, se ve ratificada al comparar su estado de salud con el de la sub-unidad P1, que no está expuesta a dicha carga. Las diferencias detectadas corresponden a estudios organolépticos y físicoquímicos de las muestras de agua, obtenidas en ambos puntos, y ratifican el impacto ambiental producido por la carga contaminante urbana. En P1 Pre-urbano y en P3 Pos-urbano, las concentraciones de oxígeno disuelto son compatibles con el desarrollo de vida en el eco-sistema, pero los bajos valores de la $DBO_5$ evidencian disfuncionalidad de la microbiota sobre materia orgánica, por lo que la capacidad de autodepuración de ambos puntos geográficos también está comprometida. Lo antes descripto permite predecir que la vitalidad del ecosistema delimitado en 100 km está comprometida; no puede liberarse de la materia orgánica biodegradable que actúa como contaminante, debido a la deficiente actividad de la microbiota del sistema. Este estado de contaminación con materia orgánica biodegradable dificulta llegar a las moléculas de IFA, por lo que P2 queda descartado para la búsqueda de ellas, concentrando esta actividad en el P3. La espectroscopía infrarroja, surge como herramienta física cualitativa para detectar los factores responsables del daño a la microbiota, porque son las moléculas orgánicas no biodegradas y persistentes. Existen antecedentes en el uso de la espectroscopía infrarroja  en el estudio de la contaminación del agua de río producida por herbicidas [Somsen y col 1996]. Se utiliza esta técnica para identificar IFA, que pueden estar presentes en el agua en el lodo o en la biota del ecosistema y que representan el mayor peligro de la contaminación química urbana, para el ecosistema y para la salud humana [Gil y col. 2012].

La espectroscopía infrarroja, actúa como un complemento de los estudios previos, mientras que los mencionados aportan una visión sectorial, la espectroscopía da una visión holística del sistema. Así con la mencionada técnica se detectan grupos químicos propios de moléculas orgánicas que se movilizan por todo el sistema delimitado (sub-unidades P1-P2 P3), siendo ellas de posible origen agro-industrial y urbano. Los estudios físico-químicos del ecosistema delimitado en 100 Km evidencian, variaciones estacionales y espaciales en la calidad del agua en cada sub-unidad estudiada, lo que permitió identificar un punto rojo de contaminación dentro del ecosistema, que coincide con la ubicación geográfica de la ciudad de San Miguel de Tucumán. La visión holística que se logra con la espectroscopía, detecta presencia de moléculas orgánicas deslizándose por todo sistema, sin variaciones geográficas ni estacionales. Es una situación de alerta para la sustentabilidad del mismo y una amenaza potencial que permite predecir el desplazamiento de ellas en el ambiente acuático (efecto en red); transformando un problema de contaminación local en un problema de contaminación regional. Las evidencias recogidas definen un comportamiento ubicuo de las moléculas, lo que significa que pueden estar presentes en muchos lugares del ecosistema, permanecer en el componente abiótico, desplazarse a otros puntos geográficos o impactar sobre distintos niveles del componente biótico. En síntesis, peligro de ingreso a los espacios urbanos, con el agua y también con los alimentos. Las investigaciones referidas a Farm-ecovigilancia que avalan como antecedentes científicos el objetivo este trabajo de Tesis Doctoral, enfatizan las concentraciones, medidas en microgramos, encontradas de IFA en el agua en un ecosistema natural. Este concepto minimiza la amenaza que representa la simple presencia, minimiza los efectos que pueden producir. Además, su ingreso continuo permite entender variaciones temporales, aún dentro de las 24 h. La amenaza de cumplir un ciclo vicioso al reingresar a las poblaciones humanas está presente, y pueden ser responsables de efectos a corto, mediano y largo plazo en poblaciones vulnerables, lo que plantea una situación de incertidumbre [Quesada, 2009]. En este estudio se detectaron moléculas de hidrocarburos en el agua. La estructura de sus moléculas abarca desde la más simple representada por el metano, hasta aquellas de mayor complejidad representada por hidrocarburos aromáticos policíclicos. Las moléculas orgánicas detectadas serian objeto de estudios futuros de farm-ecovigilancia para identificación de ellas por HPLC acoplado a espectrometría de masa. Esta metodología permitiría identificar la materia orgánica circulante y con esos espectros de fármacos deberíamos confeccionar un banco de referencia para identificar analitos. Este Banco se nutre con información obtenida de estudios de Utilización del medicamento, que aportan información de los fármacos más utilizados. La Guía Ambiental General 1996 aprobada por la Secretaría de Recursos Naturales y Humanos de la República Argentina, establece que la evaluación de impacto ambiental (EIA) debe incluir un plan de monitoreo y las actividades de farm-ecovigilancia responden a esta solicitud. El Plan de monitoreo de farm-ecovigilancia define un trabajo integrado porque se nutre de información producida en la etapa fármaco-epidemiológica, y en la etapa pre-clínica. La etapa pre-clínica brinda aportes orientadores del comportamiento del fármaco en el ambiente natural, por ejemplo, índices de toxicidad (sirven de referencia para evaluar las concentraciones detectadas en el ambiente en estudio). La información aportada por estudios fármaco-epidemiológicos y por estudios pre-clínicos, puede identificar los fármacos que representan mayor riesgo para el eco-sistema natural. En base a esto reglamentar el uso en la población y realizar controles. Los fármacos liposolubles, por sus características químicas, representan amenaza de depósito en los diferentes niveles jerárquicos de la biota.

Por bio-acumulación, ingresan a la cadena alimenticia, con peligro de bio-magnificación. El conocimiento de la toxicidad ambiental de los fármacos, con Perfil Farmacológico y potencial comportamiento cinético de cada medicamento en base a su lipo o hidrosolubilidad, permite diseñar acciones de farm-ecovigilancia y medidas de prevención durante la etapa epidemiológica. También, promover uso racional del fármaco en cuestión y orientar la búsqueda cuando estas moléculas se encuentren en el ambiente. La construcción de un Plan de Monitoreo de Farm-ecovigilancia muestra el valor del pensamiento sistémico en la gestión. Permite articular áreas de estudio de la ciencia farmacológica, en una unidad con partes en interacción e interdependencia. La investigación de Farm-ecovigilancia en un ecosistema acuático, logra nuevos aportes relacionados con la nocividad de un fármaco. Al ingresar al ecosistema natural se comporta como un contaminante, tóxico para los seres humanos.

La amenaza del re-ingreso de moléculas con el agua o los alimentos a la población humana rivereña, es una exposición inadvertida que moviliza a la Medicina Ecológica. La respuesta a agentes ambientales es variable, con grupos etarios más susceptibles y vulnerables que otros. Los países industrializados atribuyen entre 25 - 33% de las enfermedades a factores medio ambientales y como grupos más vulnerable la infancia y las mujeres gestantes  expuestas a diario. En adición, el feto se expone a otras sustancias ya almacenadas en los tejidos maternos y es más preocupante la exposición crónica que la aguda. Sin embargo, el impacto de los IFA presentes en el medio ambiente está poco estudiado. La toxicidad de las drogas sobre el feto tiene consecuencias diferentes, dependiendo del momento de la exposición. Pueden distinguirse cuatro periodos principales: primeras 2 semanas, período de organogénesis, período de crecimiento y diferenciación, período preparto. A los efectos teratogénicos se suman trastornos funcionales o bioquímicos reversibles o permanentes o histológicos, que generalmente no se acompañan de alteraciones morfológicas macroscópicas. Estas alteraciones funcionales pueden llegar a ser mucho más graves que las malformaciones anatómicas. Por ejemplo, la sordera o trastornos mentales son mucho más graves que un labio leporino. Los IFA contaminantes emergentes, aun en concentraciones muy bajas, pueden actuar como disruptores endócrinos y alterar el equilibrio del cuerpo por disfunción endócrina. Los estudios en animales han demostrado los mecanismos que influyen en el sistema hormonal. Estas sustancias pueden imitar total o parcialmente a las hormonas naturales, por ejemplo, estrógenos, andrógenos, hormonas tiroideas. Modifican la comunicación intercelular y actúan como agonistas o antagonistas frente a un receptor específico. El impacto de estos contaminantes se constató considerando a) los efectos dramáticos vistos en los animales silvestres y sus eco-sistemas b) el incremento de la incidencia de ciertas enfermedades humanas relacionadas con trastornos endócrinos c) los cambios producidos en animales de experimentación al someterlos a pruebas con sustancias contaminantes aisladas del ambiente que rodean a las especies afectadas. Según la OMS, los disruptores endócrinos tienen naturaleza química, entre ellos, contaminantes orgánicos persistentes, pesticidas, ingredientes activos de los productos farmacéuticos, aditivos, productos de cuidado personal, cosméticos etc. La exposición inadvertida a estas moléculas justifica acciones de protección continua que deben formar parte de programas sanitarios. Además, los contaminantes químicos, pueden producir efectos epigenéticos debido a modificación de la expresión de los genes, sin cambio en el código del ADN. Las marcas se producen en la cromatina y puede transmitirse a generaciones posteriores. Los grupos farmacológicos, cuyos residuos suscitan mayor preocupación, son antibióticos, antiparasitarios, antimicóticos por su mayor uso;

también, antineoplásicos y todo aquel que presente una elevada persistencia en el ambiente. La gestión de Salud Pública requiere una logística verde, con el propósito de *"afrontar el desafío de reducir emisiones"* y vigilar el medioambiente, como una macro-estrategia a desarrollar. Representa el conjunto de iniciativas encaminadas a analizar y reducir el impacto negativo de los fármacos en el ambiente [Petrovic y col. 2003]. Una logística verde abre espacios sanitarios, departamentos técnicos científicos, encargados de control, auditoría y docencia en los ámbitos del uso del medicamento. Requiere un nuevo Perfil de Profesional de la salud que integre investigación, docencia y auditoria como una formación de posgrado destinada a farmacéuticos/as, enfermeras/os, médicas/os, odontólogas/os. La responsabilidad de las instituciones educativas universitarias de incluir en su oferta, programas de formación de profesionales de la salud capacitados para desempeñarse en un nuevo escenario de trabajo, se acrecienta en zonas urbanas de mayor densidad poblacional, con predominio de edades de adultos mayores, importantes consumidores de medicamentos. Una gestión sanitaria que responde a una logística verde, cuenta con Hospitales, fuentes de contaminación urbana con un perfil propio de los llamados hospitales verdes, que buscan reducir continuamente su impacto ambiental y eliminar su contribución a la carga de morbilidad. Reconoce la relación que existe entre salud humana y ambiente y lo demuestra a través de su administración, su estrategia y sus operaciones. Conecta las necesidades locales con la acción ambiental y ejerce la prevención primaria participando activamente en las iniciativas por promover la salud ambiental de la comunidad, la equidad sanitaria y una economía verde. Las actividades de docencia con el propósito de promover el uso racional del medicamento, forman parte de una gestión sanitaria con una logística verde, representan una estrategia fundamental para reducir emisiones, la intervención educativa debe cumplirse en el sistema asistencial, en la estructura conocida como cadena del medicamento. Estas acciones involucran diversos actores: industria farmacéutica, profesionales de la salud, población de usuarios. El objetivo general es promover el desarrollo de procesos eco-eficientes, para lograr resultados efectivos terapéuticamente, al menor costo ambiental, minimizando la huella ambiental de origen farmacológico. Los nuevos abordajes en Salud Pública deben controlar la industria farmacéutica, obligándola a producción sostenible con mínima generación de residuos y emisiones contaminantes [Agenda 2030 para el Desarrollo Sostenible]. La industria farmacéutica debe aportar información obtenida en la etapa preclínica y referida a nocividad del fármaco sobre el eco-sistema natural. También debe asumir la responsabilidad de cerrar el ciclo de vida del principio activo del medicamento (desde la cuna a la tumba), aplicando logística inversa, que implica procesos de planificación, implementación y control eficiente que asegure correcta eliminación. La farm-ecovigilancia evidencia que las gestiones de Salud Pública necesitan desarrollarse en ámbitos hospitalarios y extrahospitalarios, para educar y controlar. La falta de eficacia sobre las moléculas orgánicas no biodegradable, que presentan las Estaciones Depuradoras exige la implementación de procedimientos efectivos para el tratamiento de las aguas residuales. Se estudió la eliminación de siete antibióticos carbadox, trimethoprim y 5 clases de sulfonamidas con tratamientos físico-químicos que emplean polímeros con sulfato de aluminio $(Al_2(SO_4)_3 \cdot 14H_2O)$ y con sulfato férrico $(Fe_2(SO_4)_3 \cdot 4H_2O)$. Huerta-Fontela y colaboradores (2011) estudiaron la eliminación de 35 productos farmacéuticos y hormonas empleando un proceso de coagulación/floculación seguido de filtro de arena. Existen además estudios que utilizaron otros adsorbentes, como zeolitas o nanotubos de carbono, bagazo de caña de azúcar, cáscara de cacao entre otras [Prado 2010]; [Acero 2012]. También se han empleado, para eliminar contaminantes emergentes, tecnologías de membrana [Tambosi, 2010], nanofiltración (NF) y ósmosis inversa (RO) [Kimura 2004] que resultaron eficaces para algunos micro-contaminantes resistentes a métodos convencionales. Otro proceso utilizado para remoción de contaminantes emergentes es la ozonización [Gogate y Pandit 2004; Broséus y col., 2009; Rivas y col., 2012; Rosal y col., 2010], debido a su alto potencial de oxidación, o empleo de tecnologías híbridas, como biorreactores de membrana (MBR). También existen ejemplos de procesos combinados como métodos de eliminación [Patiño y col. 2014]. Existe un marco legal que moviliza las acciones de Salud Pública: el Principio de Precaución. Es un concepto que respalda la adopción de medidas protectoras ante sospechas fundadas de una amenaza para el ambiente y que ponen en riesgo la salud pública. Por ejemplo la presencia de IFA en agua de un río, obliga a actuar aún en situación de incertidumbre científica y a tomar medidas apropiadas para prevenir el daño. Este principio se afianzó como un elemento dentro del ámbito político y jurídico de numerosos países y sobre todo, a nivel europeo e internacional. El principio representa una herramienta valiosa en la configuración de un nuevo paradigma para las políticas públicas requeridas, por los desafíos presentes y futuros. Los monitoreos de farm-ecovigilancia contribuyen a lograr ecosistemas estables y al vigilar el estado de un ecosistema define prevención en salud humana, en base a una cultura de desarrollo sostenible [Delgado de Bravo 1996]. La detección de presencia de moléculas orgánicas persistentes en el agua de la cuenca hidrográfica representa el primer paso de los controles de Farm-ecovigilancia para identificar ingredientes farmacéuticos activos.

***Nuestros resultados resultan pioneros y una importante contribución para el cuidado de la Salud Ambiental con injerencia directa sobre Salud Pública.***

## 7.4 Bibliografía

Acero J., Benitez F.J., Real FJ., Teva F. (2012). Coupling of adsorption, coagulation, and ultrafiltration processes for the removal of emerging contaminants in a secondary effluent. Chemical Engineering Journal. 210, 1-8

Agenda 2030 para el Desarrollo sostenible.

APHA, 1998. Standard Methods for Examination of Water and Wastewater. Clesceri L. S., Greenberg A. E. and Eaton A.D (Eds.). American Public Health Association - American Water Works Association - Water Pollution Control Federation, Maryland.

Barceló D. y López, M. J. Contaminación y calidad química del agua: el problema de los contaminantes emergentes. En: Panel Científico- Técnico de seguimiento de la política de aguas. Instituto de Investigaciones Químicas y Ambientales-CSIC. 2007. Barcelona.

Barceló D., Petrovic M. (2007). Pharmaceuticals and personal care products (PPCPs) in the environment: Analytical and Bioanalytical Chemistry, 387, 1141-1142.

Barron J., Ashton C., 2005. The Effect of Temperature on Conductivity Measurement. A Reagecon technical paper

Becerril J. (2009). Contaminantes Emergentes en el Agua. En: Revista Digital Universitaria 10 (8), 1-7.

Beltran, Luis. Turbiedad, floculacion y sedimentacion de aguas. 12 de 12 de 2011. http://procesosdeclarificaciondelagua.blogspot.com/ (último acceso: 06 de 10 de 2018).

Broséus R., Vincent S., Aboulfadl K., Daneshva A., Sauvé S., Barbeau B., Prévost M. (2009). Ozone oxidation of pharmaceuticals, endocrine disruptors and pesticides during drinking water treatment. Water Res. 43, 4707-4717.

Cronon W. (1992). Nature's Metropolis: Chicago and the Great West. WW Norton and Company. New York-London

Dang H., Zhang X., Song L., Chang Y., Yang G. (2007). Molecular determination of oxytetracycline-resistant bacteria and their resistance genes from mariculture environments of China. Journal of applied microbiology. 103(6), 2580-2592.

Delgado de Bravo MT., (1996). Ambiente y Calidad de Vida. Una respuesta a los problemas de la Metropolis Latinoamericanas. Buenos Aires. 6° Encuentro de geógrafos de América latina.

Delgado, S. Evaluación de tecnologías potenciales de reducción de la contaminación de las aguas de canarias (tecnoagua). Proyecto Universidad de La laguna, 2011

Gil M.J., Soto A.M., Usma J.I. y Gutiérrez O.D. (2012). Contaminantes emergentes en aguas, efectos y posibles tratamientos. Producción más limpia 7, 52-73.

Gogate, P. y Pandit, A. (2004). A review of imperative technologies for wastewater treatment I: oxidation technologies at ambient conditions. Advances in Environmental Research. 8, 501–551.

González-Pleiter, M., Cirés, S., Hurtado-Gallego, J., Leganés, F., Fernández-Piñas, F., Velázquez, D. 2019. Ecotoxicological assessment of antibiotics in freshwater using cyanobacteria. En: Mishra, A.K., Tiwari, D.N., Rai, A.N. (eds.), Cyanobacteria, pp. 399-417. Academic Press, India.

Grenni, P., Ancona, V., Caracciolo, A.B. 2018. Ecological effects of antibiotics on natural ecosystems: A review. Microchemical Journal 136:25-39.

Huerta Fontela M., Galceran MT., Ventura F. (2011). Occurrence and removal of pharmaceuticals and hormones through drinking water treatment. Water Res 45(3), 1432-42.

Kimura K, Toshima S, Amy G, Watanabe Y. (2004). Rejection of neutral endocrine disrupting compounds (EDCs) and pharmaceutical active compounds (PhACs) by RO membranes. J Membr Sci. 245(1), 71-8

Kolpin D., Furlong ET., Meyer MT., Thurman EM., Zaugg SD., Barber LB., Buxton HT. (2002). Pharmaceuticals, Hormones, and other Organic Wastewater 72 Contaminants in U.S. streams, 1999-2000: A national reconnaissance. Environ. Sci. Technol. 36, 1202-1211.

Kovalakova, P., Cizmas, L., McDonald, T.J., Marsalek, B., Feng, M., Sharma, V.K. 2020. Occurrence and toxicity of antibiotics in the aquatic environment: A review. Chemosphere 126351.

Larsson, D.J. 2014. Antibiotics in the environment. Upsala journal of medical sciences 119(2):108-112.

Lindström A., Buerge I., Poiger T., Anders Bergqvist P., Muller M., Buser H. (2002). Occurrence and environmental behavior of the bactericide triclosan and its methyl derivative in surface waters and in wastewater. En: Environmental science & technology 36 (1), 2322-2329.

Patiño Y., Díaz E., Ordóñez S. (2014). Microcontaminantes emergentes en aguas: tipos y sistemas de tratamiento. Avances en Ciencias e Ingeniería 5, 1-20.

Petrovic M; González S. y Barceló D. (2003). Analysis and removal of emerging contaminants in wastewater and drinking water. Trends in Analytical Chemistry 22, 685-696.

Pichett ST., Burch WR., Dalton SE., Foresman TW., Grove JM., Rowntree R., (1997). A conceptual framework for the study of human ecosystems in urban areas. Urban Ecosystems 1, 185–199.

Prados, G. Tratamiento de aguas para la eliminación de Antibióticos, Nitroimidazoles mediante adsorción sobre carbón activado y tecnologías avanzadas de oxidación. 2010. Tesis, Departamento de Química Inorgánica, Universidad de Granada, España

Quesada I., Jáuregui UJ., Wilhelm AM., Delmas H. (2009). Contaminación de las aguas con productos farmacéuticos. Estrategias para enfrentar la problemática. Revista CENIC Ciencias Biológicas 40, 173-179.

Rapport D.J., Costanza R., McMichael A.J. (1998). Assessing ecosystem health. Trends in ecology & evolution 13(10), 397-402.

Rapport D., Hildén M., Weppling K. (2000). Restoring the health of the earth's ecosystems: A new challenge for the earth sciences. Episodes, 23(1), 12-19.

Ratola N., Cincinelli A., Alves A., Katsoyiannis A., (2012). Occurrence of organic microcontaminants in the wastewater treatment process. A mini review. J. Hazard. Mater 239- 240, 1-18.

Rivas, F.J.; Beltrán, F.J. y Encinas, A. (2012). Removal of emergent contaminants: Integrations of ozone and photocatalysis. J. Environ. Manag. 100, 10-15.

Rivera-Utrilla J., Sánchez-Polo M., Ferro-García M.A., Prados-Joya G., Ocampo-Pérez R. (2013). Pharmaceuticals as emerging contaminants and their removal from water. A review. Chemosphere 93, 1268-1287.

Rosal R., Rodriguez A., Perdigón Melón JA., Petre A., García Calvo E., Gomez J., Aguera A., fernandez Alba AR. (2010). Ocurrence of emerging pollutants in urban wastewater and their removal through biological treatment followed by ozonation. Water Research 44 (2), 578-588.

Somsen G., Jagt T., Velthorst N., Brinkman U. (1996). Identification of hervicides in river water using on line trace inrichment combined whith column liquid chromatography-Fourier transform infrareel spectrometry. J. Cromatogr. A 756, 145-157.

Tambosi JL., de Sena RF., Favier M., Gebhardt W., Jose HJ., Schroder F., Muniz Moreira RF. (2010). Removal of pharmaceutical compounds in membrane bioreactors (MBR) applying submerged membranes. En: Desalination. 261, 148-156.

Valdés ME, Amé MV, Bistoni MDLA, Wunderlin DA. (2014). Occurrence and bioaccumulation of pharmaceuticals in a fish species inhabiting the Suquía River basin (Córdoba, Argentina). Sci Total Environ. 472, 389-396.

# Capítulo 8

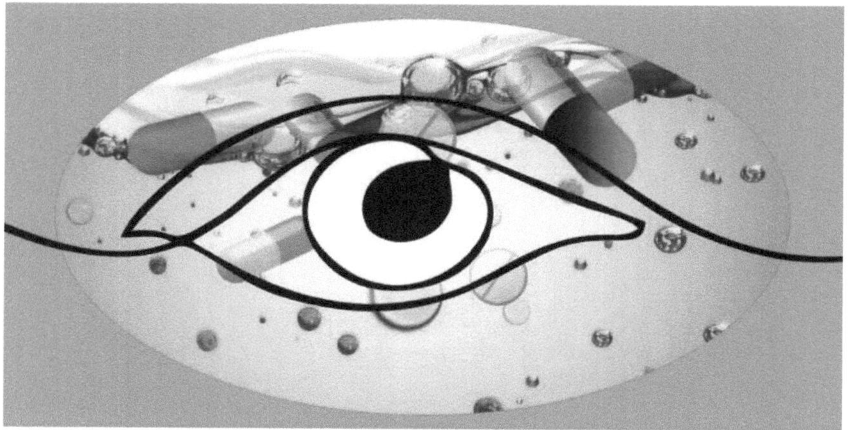

*8.1 Conclusiones*
*8.2 Aportes y Proyecciones*
*8.3 Glosario ecológico*

## 8.1 CONCLUSIONES

- La disminución y pérdida de la capacidad de autodepuración biológica detectada en el eco-sistema delimitado en 100 Km, perteneciente a la Cuenca Hidrográfica Salí Dulce y la presencia de moléculas orgánicas que se desplazan en ella, representan una alerta que obliga a continuar el estudio de este eco-sistema, con función trascendental para la vida de esta región de la República Argentina.

- La microbiota es esencial para la autodepuración del ecosistema hídrico pero diversos factores pueden dañarla, actuando en forma sinérgica. Los estudios físico-químicos realizados muestran variación témporo-espacial del estado de la microbiota en los 100 Km estuciados.

- El sub-ecosistema en contacto directo con drenajes urbanos, es el más afectado, ha perdido su capacidad de autodepuración biológica. En los otros ecosistemas delimitados la autodepuración biológica también está comprometida, lo que expresa un estado de distres que afecta la sustentabilidad.

- Un problema local sanitario de contaminación química, producido por los drenajes de una ciudad se transformó en un problema regional, con el peligro de la aparición de efectos adversos locales y en red.

- La sensibilidad de técnicas como la espectroscopia infrarroja por transformada de Fourier y la espectrometría atómica, permitieron confirmar presencia, en el sistema en estudio, de compuestos químicos inorgánicos (Pb) y compuestos químicos orgánicos con potencial nocividad para el ecosistema, cuyas identificaciones están en curso.

- Frente a las limitaciones de los métodos convencionales utilizados en las Estaciones Depuradoras de Líquidos residuales urbanos y en las Estaciones Potabilizadoras de agua, frente al problema de fármaco-contaminación del ambiente, adquieren relevancia otras estrategias como la regulación de fármacos nocivos para el medio ambiental, la educación para promover el uso racional y el control con programas continuos de vigilancia.

• El enfoque sistémico empleado para diseñar y ejecutar este trabajo de investigación, resultó útil porque permitió integrar diferentes espacios de la ciencia. Desde la perspectiva ambiental se lograron conocimientos significativos del funcionamiento de los subsistemas estudiados, que servirán de guía para otras investigaciones relacionadas con el problema de contaminación farmacológica e identificación de moléculas biológicamente activas.

• La Medicina Ecológica es una medicina de prevención, complemento de la Medicina Clínica y de la Medicina Epidemiológica.

## 8.2 APORTES Y PROYECCIONES

***El presente trabajo fue pionero en la región NOA en lo concerniente a presencia y comportamiento del fármaco en un medio ambiente natural, con lo que se amplió el proceso de estudio de un medicamento.***

El fármaco, transformado en residuo químico del medicamento, llega al medio ambiente natural luego de ser utilizado por una población. Esto muestra que el producto farmacéutico no cierra su ciclo de vida en la etapa fármaco-epidemiológica.

El proceso de estudio se desarrolló en un espacio que trasciende los límites de la ciencia farmacológica, donde se utilizaron marcos teóricos y métodos de ecología, por lo que este nuevo espacio es una inter-disciplina: *Fármacoecología*. Es una mirada holística, que logró articular el conocimiento generado en etapas previas del estudio de un fármaco, con el conocimiento en proceso, e integrar farmacología con otras especialidades, borrando fronteras disciplinarias. El uso del enfoque eco-sistémico de la salud humana asumido por la Teoría General de los Sistemas, superó al fármaco-medicamento por considerar también el ambiente donde este se encuentra y los efectos que comprometen la salud y la vida. Lo antes referido fundamenta la transversalidad de este nuevo espacio de estudio con la Medina ecológica, la que cuida el medio ambiente con una visión biocéntrica, protege la vida en todas sus expresiones y además, es el complemento necesario de la Medicina Clínica y de la Medicina Epidemiológica. Existe poca información sobre efectos nocivos en el medio ambiente natural, derivados de ingredientes farmacéuticos activos (IFA). Tampoco se conoce en profundidad efecto de estos contaminantes sobre los individuos y poblaciones de fauna y flora, comunidades biológicas, especies y sobre los ecosistemas que las albergan. Algunos países cuentan con estudios de valoración de la biodiversidad, pero no fueron sistemáticos, sino resultado de esfuerzos e iniciativas dispersas y aisladas con el propósito fundamental de detectar los IFA, identificarlos y establecer su concentración. En general, la mirada focalizada en el contaminante, sin considerar que el daño a la biota rompe el equilibrio de su ecosistema, aspecto muy valorado por la Medicina Ecológica, ya que del estado de un ecosistema depende la salud humana. El eco-sistema hídrico, en el que se inició la búsqueda, es de gran importancia para la vida de nuestra región NOA. Se estudió la interacción de dos sistemas abiertos: el urbano y el natural en relación al impacto ambiental de los drenajes de San Miguel de Tucumán, que vehiculizan contaminantes emergentes entre los que se encuentran los IFA y los desechos agro-industriales. El sub-ecosistema en contacto con estos drenajes, se encuentra en un estado de distress Ambiental, por lo que deviene necesario trabajar en pos de lograr la transformación de San Miguel de Tucumán en una ciudad verde. La visión socio-científica es gravitante para la construcción de este conocimiento de contaminación farmacológica del medio ambiente. Esta visión socio-científica ubica las actividades de farmecovigilancia como modelo sanitario de prevención, la integra con estrategias fármaco-epidemiológicas, que promueven uso racional del medicamento y la regulación de los IFA de mayor peligro para el medio ambiente. Es importante resaltar que es un grupo de contaminantes no regulados. En lo relacionado con el medicamento es necesario fortalecer acciones educativas que enfaticen el empleo de Formulario de Medicamentos institucionales, para ser empleados en espacios sanitarios responsables de la mayor generación de residuos químicos de origen farmacológico, tal el caso de Hospitales, induciendo la necesidad de los llamados Hospitales verdes. Las prácticas sostenibles y los procesos eco-eficientes, durante la producción y el uso del medicamento, son la base del cuidado del medio ambiente. Los procesos eco-eficientes deben ejecutarse a lo largo de la Cadena del Medicamento, con intervenciones farmacológicas efectivas y de bajo costo ambiental. La cadena del medicamento es un sistema social; su eficiencia depende de influencias políticas, económicas y culturales, muchas veces reñidas con los conceptos de uso racional del medicamento, lo que la transforma, en un peligro para la salud humana, vegetal y animal.

*Los resultados de este trabajo de Tesis Doctoral permitieron, por primera vez en la región NOA, establecer, el momento y el lugar adecuado para la búsqueda de IFA. También aportó detección de moléculas orgánicas movilizándose por el ecosistema delimitado, cuya incertidumbre sobre el comportamiento incentivó la realización futura de estudios de identificación.*

*Nuestros resultados muestran la necesidad de aplicar el Principio de Precaución: "en caso de amenaza para el ambiente o la salud y en una situación de incertidumbre científica, exige se tomen medidas apropiadas para prevenir el daño". Este espacio científico, farmacoecológico, posee un perfil propio y amerita ser abordado en profundidad.*

**8.3 GLOSARIO ECOLOGICO**

**Ambiente:** conjunto de factores externos que actúan sobre un organismo, población, comunidad, incidiendo en la supervivencia, crecimiento, desarrollo, reproducción de los seres vivos, en la estructura y dinámica de las poblaciones.

**Biocenosis:** (también llamada comunidad biótica, comunidad biológica, comunidad ecológica o simplemente comunidad) es el conjunto de poblaciones biológicas que coexisten en espacio y tiempo. Estas especies se presentan en un espacio definido llamado biotopo, que ofrece las condiciones ambientales necesarias para su supervivencia. Puede dividirse en fitocenosis (conjunto de especies vegetales), zoocenosis (conjunto de animales) y microbiocenosis (conjunto de microorganismos).

**Biotopo:** (del griego βίος *bios*, "vida" y τόπος *topos*, "lugar"), en ecología, es un área de condiciones ambientales uniformes que provee espacio vital a un conjunto de flora y fauna. El biotopo es casi sinónimo del término hábitat con la diferencia de que hábitat se refiere a las especies o poblaciones mientras que biotopo se refiere a las comunidades biológicas. Término que en sentido literal significa ambiente de vida y se aplica al espacio físico, natural y limitado, en el cual vive una biocenosis. La biocenosis y el biotopo forman un ecosistema.

**Biodiversidad** es la variabilidad de organismos vivos de cualquier fuente, incluidos, entre otros, los ecosistemas terrestres y marinos y otros sistemas acuáticos, y los complejos ecológicos de los que forman parte; comprende la diversidad dentro de cada especie, entre las especies y de los ecosistemas.

**Biocida**: sustancias químicas empleadas para controlar o destruir plagas.

**Biodegradable**: se aplica para designar aquellas sustancias que pueden degradarse a partir de la acción de un agente biológico.

**Cadena alimenticia**: Pasos secuénciales que siguen los organismos desde productores a consumidores, alimentándose a variados niveles tróficos.

**Carga contaminante o carga másica**: medida que representa la masa de contaminante por unidad de tiempo, que es vertida por una corriente residual, la que se expresa en Kg/d, T/día o Tonelada /año.

**Calidad del agua:** es un término usado para describir las características químicas, físicas y biológicas del agua.

**Calidad ambiental:** representa las características cualitativas y/o cuantitativas inherentes al ambiente en general o medio particular, y su relación con la capacidad relativa de éste para satisfacer las necesidades del hombre y/o de los ecosistemas. La **calidad** ambiental se mide por la salud **de los ecosistemas** y su integridad. Esta **calidad** ambiental influye directamente en la salud y el modo de vida de la sociedad, aunque es un concepto que engloba una gran cantidad de factores.

**Ciclo biológico:** Son las diferentes etapas por la que de manera sucesiva pasa un organismo. Abarca desde el desarrollo embrionario y fases larvarias hasta la descendencia

**Comunidad:** conglomerado biológico que incluye todas las poblaciones, que viven en un área dada.

**Contaminación:** son las modificaciones o alteraciones dañinas que sufren las condiciones ambientales por la presencia de elementos o agentes (físicos, biológicos, químicos) nocivos

**Contaminante(s):** sustancia que se encuentra en un medio al cual no pertenece o cuya presencia está a niveles que pueden causar efectos (adversos).

**Ecosistema:** toda unidad que incluye todos los organismos en una zona determinada interactuando con el entorno físico de tal forma que un flujo de energía conduce a una estructura trófica claramente definida, diversidad biótica y ciclos de materiales. Es decir, un intercambio de materiales entre las partes vivientes y no vivientes dentro del sistema es un ecosistema.

**Efecto de red:** efecto red o externalidad de red se usa para describir situaciones en las que el consumo de una población tiene consecuencias negativas en otras, así un problema local se regionaliza.

**Eutrofización:** Proceso natural en ecosistemas acuáticos, especialmente en lagos, y ríos, caracterizado por un aumento en la concentración de nutrientes, con los consiguientes cambios en la composición de la comunidad de seres vivos.

**Exposición:** Es el contacto de una población o individuo con un agente químico o físico. La magnitud de la exposición se determina midiendo o estimando la cantidad (concentración)

del agente que está presente en la superficie de contacto (pulmones, intestino, piel, etc.) durante un período especificado.

**Impacto ambiental:** también conocido como impacto antrópico o impacto antropogénico, es la alteración o modificación que causa una acción humana sobre el ambiente. Debido a que todas las acciones del hombre repercuten de alguna manera sobre el ambiente, un impacto ambiental se diferencia de un simple _efecto_ mediante una valoración que permita determinar si la acción efectuada es capaz de cambiar la calidad ambiental.

**Perfil epidemiológico:** es la expresión de la carga de enfermedad (estado de salud) que sufre la población, y cuya descripción requiere de la identificación de las características que la definen. Entre estas características están la mortalidad, la morbilidad y la calidad de vida.

**Población:** grupo de organismos de la misma especie, que se reproducen entre si libremente y que habitan en un área determinada.

**Resiliencia:** se refiere a la velocidad con la cual una comunidad retorna a su estado inicial después de haber sido perturbada por un disturbio y desplazada de aquel estado.

**Sistema Biológico:** Un sistema biológico es una red compleja de entidades biológicamente relevantes. La organización biológica abarca varias escalas y se determina en función de diferentes estructuras según el sistema.

**Red biológica: sistema basado en subunidades conectadas entre sí dentro de un todo,** por ejemplo, las redes tróficas en un ecosistema, que permite el flujo de energía.

**Sustentabilidad: que se puede sostener a lo largo del tiempo sin agotar sus recursos o perjudicar el ambiente.**

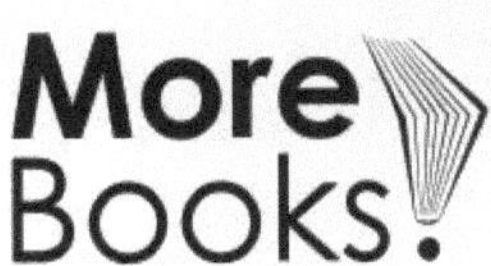


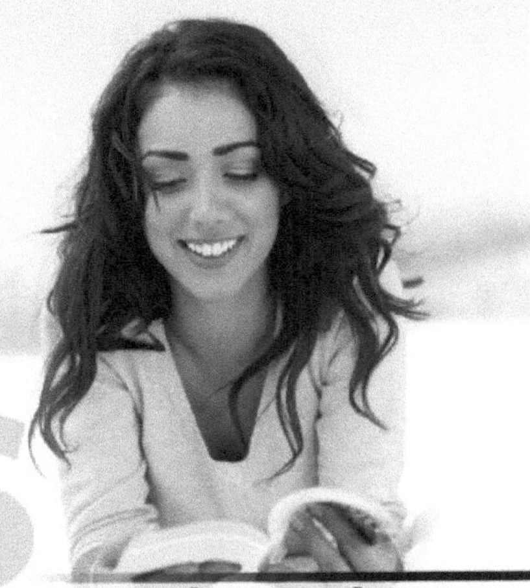



Buy your books fast and straightforward online - at one of world's fastest growing online book stores! Environmentally sound due to Print-on-Demand technologies.

Buy your books online at
**www.morebooks.shop**

¡Compre sus libros rápido y directo en internet, en una de las librerías en línea con mayor crecimiento en el mundo! Producción que protege el medio ambiente a través de las tecnologías de impresión bajo demanda.

Compre sus libros online en
**www.morebooks.shop**

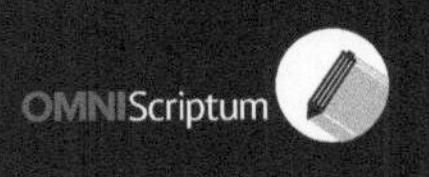

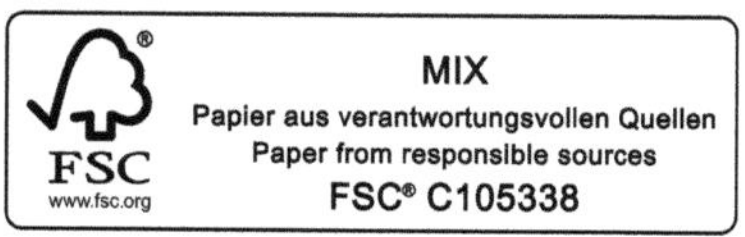

Printed by Books on Demand GmbH, Norderstedt / Germany